Gaby Brecht

Yoga für Frauen
in der Lebensmitte

Gaby Brecht

Yoga für Frauen in der Lebensmitte

Mit Übungen zur Hormonbalance

mvg Verlag

Bibliografische Information der Deutschen Nationalbibliothek

Die Deutsche Nationalbibliothek verzeichnet diese Publikation in der Deutschen Nationalbibliografie.
Detaillierte bibliografische Daten sind im Internet über http://dnb.d-nb.de abrufbar.

Die Übungen, Tipps und Ratschläge wurden sorgfältig ausgewählt und haben sich in der Praxis bewährt.
Bitte entscheiden Sie selbst, welche Übungen und Anregungen für Sie umsetzbar sind. Die Autorin und der Verlag übernehmen keine Haftung für die Resultate.

© 2008 bei mvgVerlag, FinanzBuch Verlag GmbH, München.
www.mvg-verlag.de
Alle Rechte, insbesondere das Recht der Vervielfältigung und Verbreitung sowie der Übersetzung, vorbehalten. Kein Teil des Werkes darf in irgendeiner Form (durch Fotokopie, Mikrofilm oder ein anderes Verfahren) ohne schriftliche Genehmigung des Verlages reproduziert oder unter Verwendung elektronischer Systeme gespeichert, verarbeitet, vervielfältigt oder verbreitet werden.
Lektorat: Ursula Richard, Literaturmanufaktur, Berlin
Fotos: German Heimrath
Umschlaggestaltung: Morian & Bayer-Eynck Grafikdesign, Coesfeld
Umschlagabbildung: Getty Images, München (© Dinesh Khanna / gettyimages)
Satz: Manfred Zech, Landsberg am Lech
Printed in Germany
ISBN 978-3-636-06363-2

Inhalt

Einführung **7**

Yoga, der kraftvolle und sanfte Weg **11**

Wechseljahre, Menopause **17**

Die Grundlagen von „Yoga und Hormonbalance" ... **27**
- Atemübungen (Pranayama) 28
- Mudras 40
- Bandhas 43
- Chakras 46
- Affirmationen 50
- Visualisierungen 51
- Meditation 52
- Energielenkungen 55

Asanas – Die Körperübungen **61**
- Grundhaltungen 63
- Vorbereitende Übungen –
  - den Körper erwärmen und aufladen 71
- Symptomspezifische Übungen 75
  - *Beckenbodenschwäche* 75
  - *Rückenschmerzen und Gelenkprobleme* 89
  - *Osteoporose, Abnahme der Knochendichte* .. 98
  - *Hitzewallungen* 107
  - *Kopfschmerzen und Migräne* 115
  - *Stimmungsschwankungen* 126

Stress *141*
Schlafstörungen *158*
Gewichtszunahme *168*
Übungsablauf/Serie:
    „Yoga und Hormonbalance" 183

Zur Ernährung **193**

Danksagung **201**

Literaturhinweise und Adressen **203**

Register **207**

Einführung

Ich widme diesen Ratgeber allen Frauen in der Lebensmitte. Während dieser spannenden Zeit wandeln wir Frauen uns Schritt für Schritt und gelangen in eine neue Lebensphase. Diese Zeit kann für uns eine wunderbare, spirituell reiche, intensive Zeit sein.

In diesen Jahren finden zum Teil tief greifende Veränderungen im Hormonhaushalt statt. Wer sich eingehender mit seiner Lebensmitte beschäftigen möchte, ist eingeladen, in diesem Buch Anregungen und freudvolle Inspiration zu finden.

Vor allem in der Mitte des Lebens ist es für uns Frauen wichtig, dass wir uns in unserem Körper (wieder) wohlfühlen und durch entsprechende Übungen Kraft, Beweglichkeit und auch Weichheit und Durchlässigkeit entwickeln. Ein Frauenkörper mit gesunder Spannkraft, Gelenkbeweglichkeit, einer guten Haltung und weiblicher Ausstrahlung stärkt ein bejahendes Selbstbild und trägt dazu bei, dass wir uns innerlich jung fühlen.

Freuen Sie sich auf die vor Ihnen liegenden Jahre, anstatt vermeintliche Begrenzungen oder Falten in den Vordergrund zu stellen oder sich mit Jüngeren zu vergleichen! Öffnen Sie sich für bereichernde und wohltuende Erfahrungen. Spüren Sie Ihre Energie und Lebendigkeit, und genießen Sie es, eine Frau zu sein!

Das in diesem Buch vorgestellte Programm „Yoga und Hormonbalance" hilft – regelmäßig angewandt – nachhaltig, Ihr körperliches und geistiges Wohlbefinden zu verbessern. Markante Hormonschwankungen, typisch für die Wechseljahre, werden auf diese Weise gemildert und ausgeglichen. Die erhöhte Wahrnehmungsfähigkeit, die sich nach einiger Zeit einstellt, bringt Sie mehr und mehr in Kontakt mit Ihrer Weiblichkeit und Weisheit. Mit diesem Programm verhelfen Sie Ihrem Körper, Ihrem Geist und Ihrem hormonellen System zu neuem Schwung.

Mein Weg, meine Erfahrungen

Nach meiner Ausbildung zur staatlich geprüften Gymnastik- und Sportlehrerin veranlasste mich meine Leidenschaft für das Thema „Körper und Energie", verschiedene Aus- und Fortbildungen in unterschiedlichen Yoga-Richtungen und in Energiearbeit zu absolvieren. Mittlerweile unterrichte ich Yoga seit 20 Jahren in Kursen und Seminaren, während der letzten vier Jahre in meinem Seminarzentrum Yoveda in Schondorf am Ammersee. In dieser Zeit habe ich das Programm für Frauen „Yoga und Hormonbalance" entwickelt. Ausgiebiges, neugieriges Selbsterforschen und intensiver Austausch mit anderen Fachkolleginnen ließen mich wichtige energetische Zusammenhänge erkennen. Ebenso gingen von meinen Mitarbeitern, „Yoga"-Frauen, Freundinnen und Klientinnen wertvolle Anregungen aus, für die ich sehr dankbar bin.

In den Wechseljahren stand ich selbst vor der Herausforderung, mich mit eindrucksvollen Symptomen dieses Lebensabschnitts auseinanderzusetzen: Stimmungsschwankungen, Kopfschmerzen, Unlustgefühle, Gewichtszunahme, Gelenkschmerzen, nächtliche Unruhe, Hitzeschübe. Nachts fühlten sich meine Füße manchmal so unerträglich heiß an, dass ich sie auf dem Balkon (im Winter!) kühlen musste. Ich war überrascht über die Intensität dieser Empfindungen. Je mehr ich die speziellen Übungen anwandte, die Sie in diesem Buch kennenlernen, desto schwächer wurden die Beschwerden. Besonders, wenn ich den energetischen Teil (Atem-Energielenkungen) der Übungen in den Vordergrund stellte und die Zahl der Wiederholungen erhöhte, erlebte ich auf wunderbare Weise deutliche Verbesserungen sämtlicher Symptome. Die Hitzewallungen z. B. verwandelten sich in einen leichten Wärmeschauer, trübe Gedanken waren wie fort geblasen.

Was mich beeinflusst hat

Seit 25 Jahren praktiziere ich Yoga. Die Auswirkungen von Yoga-, Atem- und Energieübungen auf das Befinden von Körper, Geist und Seele faszinieren mich bis heute.

Fortbildungen „Yoga für Frauen", „Yoga und Heilen", „Hormon-Yoga" (bei Dinah Rodrigues) sowie Beckenbodentrainings und Ausbildungen in Energiearbeit haben mich dabei sehr inspiriert. Aus all diesen Erfahrungen habe ich mit der Zeit mein eigenes Yoga-Programm entwickelt.

Mit Atem- und Körperübungen innere Ruhe und Gelassenheit zu erlangen ist für mich der größte Schatz, den ich auf dem Yoga-Weg gefunden habe. Außerdem haben mich folgende Einsichten geprägt: Gerade beim Yoga-Unterricht wird es immer wieder deutlich, wie verschieden wir Menschen sind – verschieden in unseren Fähigkeiten und Herausforderungen, unseren körperlichen und seelischen Schmerzen, worauf wir ansprechen oder wo wir in Widerstand gehen. Jeder Mensch hat sein eigenes Tempo und seine ganz persönliche Entwicklung, auch auf der Yoga-Matte. Diese Erkenntnis hilft, immer mehr Annahme und Geduld mit uns selbst und anderen Menschen zu entwickeln.

Erfahrungen mit meinen Gruppen

In Gruppen- und Einzelarbeit bekam ich von den Frauen, die das Programm „Yoga und Hormonbalance" kennenlernten, intensive und berührende Rückmeldungen. In vielen persönlichen Berichten und aus Fragebögen durfte ich von positiven Veränderungen, Entwicklungen und der Wirksamkeit meines Programms erfahren. Auf dem Weg zu mehr Gesundheit finden Frauen in der Lebensmitte durch das Übungsprogramm Lebensfreude und innere Balance und erleben die Verwandlung unangenehmer Symptome.

Heilender Yoga für Frauen – meine Vision

Ich möchte Frauen in der Lebensmitte bestärken, sich für die besondere Qualität dieser Lebensphase zu öffnen. Besonders am Herzen liegt mir, Frauen mit diesem Programm Zuversicht, Kraft und Mut im Umgang mit dem Thema Wechseljahre zu geben. Die weisen, kraftvollen und heilsamen Yoga-, Atem- und Energieübungen sind dafür bestens geeignet.

Mögen Sie mit diesem Programm Anregungen und heilsame Unterstützung finden.

> **Yoga hilft Ihnen dabei, sensibel für Veränderungen zu werden. Wenn wir mit einer liebevollen Haltung unsere Gefühle und Eigenheiten wahrnehmen, gelingt es uns immer mehr, alle Vorgänge und Wandlungen in uns mit Achtsamkeit anzunehmen.**

Yoga, der kraftvolle und sanfte Weg

Yoga ist eine Jahrtausende alte Tradition und heute so wirksam und aktuell wie in früheren Zeiten. Yoga bedeutet: anschirren, anjochen; auch: vereinen, eins sein. Die Wurzeln des Yoga reichen weit zurück; es wurden in Indien Wandmalereien und Figuren in Yoga-Haltungen entdeckt, die um 3000 v. Chr. entstanden sind. Das Ziel des Yoga – die Entwicklung und Bewusstheit von Körper, Geist und Seele – fasziniert immer mehr Menschen auf der ganzen Welt.

Yoga ist keine Religion, sondern ist als ganzheitlicher Übungsweg offen für Menschen aller Kulturen. Als Lebensweise kann er den Menschen helfen, ihre Gesundheit auf allen Ebenen zu fördern. Yoga, ein Übungsweg für geistige Entwicklung, körperliches Wohlbefinden und psychisches Gleichgewicht, inspiriert zu Lebensfreude und Offenheit. Er stellt auch eine Herausforderung für unser alltägliches Leben dar, denn er lehrt und fordert Mitgefühl und Respekt gegenüber allen Menschen und der Schöpfung.

Der Hatha-Yoga (hatha = Kraft, Anstrengung, intensives Bemühen) ist ein Übungsweg, der vom Körper ausgeht und lehrt, wie wir durch Körper-, Atemübungen und Meditation mit Ängsten, Stress und Leid umgehen lernen und den „umherirrenden" Geist beruhigen können. Hatha-Yoga fördert das Gleichgewicht zwischen Körper und Geist, stärkt und vermehrt die Lebensenergie und bringt die entgegengesetzten Energien mehr in Einklang (siehe auch Kasten auf S. 12).

Die Übungen des Hatha-Yoga wirken auf den gesamten Organismus.

Durch das Strecken, Beugen und Drehen entstehen wohltuende Wirkungen auf die Nervenbahnen. Eine kontinuierliche Yoga-Praxis wirkt kräftigend auf den Körper, Abnutzungserscheinungen der Gelenke wird vorgebeugt.

Yoga fördert die Blutzirkulation und aktiviert das Lymphsystem. Die Zellen, das Gehirn, die Organe werden durchblutet und mit frischem Sauerstoff versorgt. Die endokrinen Drüsen und die Verdauungsorgane werden angeregt und die Nieren durch etliche Übungen massiert. Auch die Ausscheidung verbessert sich. Meditation und Entspannungsübungen bauen energetische Blockaden und Stress ab. So entsteht wieder Raum für frische Lebenskraft.

Um Yoga zu üben, muss man weder besonders sportlich noch besonders gelenkig sein. Wichtig sind eine regelmäßige Übungspraxis und das korrekte Erlernen der Übungen, unter Berücksichtigung der individuellen körperlichen Befindlichkeiten. Die eigene Wahrnehmung und die persönlichen Grenzen sind richtungsweisend – deshalb ist der Yoga für jeden Menschen geeignet, unabhängig von Alter oder körperlicher Fitness.

Die Achtsamkeit, die im Yoga geübt wird, lehrt uns, die Gegenwart wahrzunehmen und intensiv in ihr zu leben. Statt Askese und Rückzug aus der Welt fördert Yoga Präsenz und Aufmerksamkeit gegenüber den Menschen, ebenso wie Geduld, die eigene Kraft, Durchhaltevermögen und innere Stabilität. Gelassenheit und Optimismus werden verlässliche Säulen in Ihrem Leben.

Die mystische Bedeutung, Ha = Sonne (weibliche Energie), Tha = Mond (männliche Energie), verweist auf die Polaritäten: Ein- und Ausatmen, Tag und Nacht, Mann und

> Frau, Freude und Trauer, Höhen und Tiefen, positiv und negativ, heiß und kalt, oben und unten usw. Dabei geht es um den Ausgleich der Polaritäten, nicht etwa um deren Auflösung. Beispiel: Wer den ganzen Tag gesessen hat, sollte sich am Abend bewegen und in die Natur gehen, wer viel Zeit in einer Vorbeuge verbracht hat (Schreibtischarbeit), sollte danach als Ausgleich Rückbeugen ausführen, und wer an einem Tag viel gegessen hat, sollte am nächsten Tag fasten oder wenig essen.

Für ein tieferes Verständnis des spirituellen Yoga-Weges möchte ich Ihnen die Beschäftigung mit der Philosophie des indischen Weisen Patanjali ans Herz legen. Im Rahmen dieses Buches kann sie nur in aller Kürze dargestellt werden.

Yoga-Philosophie

Patanjali soll vor zirka 2000 Jahren in Indien gelebt haben. In seinem *Yoga-Sutra* (Sutra = Faden, Leitfaden) wird Yoga erstmalig als philosophische Lehre schriftlich dargelegt. Bis heute gilt es als das Grundlagenwerk des Yoga, und ich möchte allen, die sich näher mit Yoga und dessen spirituellen Hintergründen beschäftigen möchten, sehr empfehlen, diesen Text zu studieren. Es gibt ihn in mehreren deutschen Übersetzungen mit Kommentaren namhafter Yoga-Lehrer (siehe Literaturhinweise).

Patanjali lehrt, wie wir durch Yoga zu einem höheren Bewusstsein gelangen können. Mit unserem Geist (Verstand) und dessen Neigung zu verwirrenden Aktivitäten schaffen wir uns selbst ständig Hindernisse, die wir auf dem achtstufigen Weg der Erkenntnis Schritt für Schritt überwinden können.

Der Achtstufen-Pfad des Patanjali

1. *Yama*

   Verhalten im Umgang mit anderen Menschen, Umgang mit der Welt

   Umfasst allgemein gültige Richtlinien zu Moral und Ethik, jenseits von Glauben und Kulturen. Richtlinien, die für das Zusammenleben mit anderen Menschen wichtig sind, um sich nicht nur an den eigenen Bedürfnissen zu orientieren.

2. *Niyama*

   Umgang mit sich selbst, Streben nach spiritueller Erkenntnis

   Die Regeln des Niyama unterstützen den Yogi in Selbstdisziplin und bei der spirituellen Weiterentwicklung.

3. *Asanas*

   Körperhaltungen

   Ursprünglich gab es nur eine einzige Körperhaltung: den aufrechten Lotossitz. Dieser diente als Vorbereitung zur Meditation. Später kam eine Vielfalt von Haltungen mit Variationen dazu. Hatha-Yoga ist der Übungsweg, der sich über den Körper erschließt – mit dem Ziel, spirituelle Erkenntnis zu erreichen.

4. *Pranayama*

   Atemregulierung

   Die Lenkung des Atems gibt uns ein mächtiges Werkzeug im Umgang mit unseren Gefühlen und der Kraft unseres Geistes. Atemtechniken können anregen, reinigen, erwärmen, kühlen, beruhigen oder ausgleichen. Das Lösen von Blockaden und eine klare Wahrnehmung sind die Ziele. Die intensive Sauerstoff-Aufnahme durch Pranayama ist ein weiterer Schlüssel zu mehr Lebensenergie (Prana).

5. *Prathyahara*
   Zurückziehen der Sinne
   Den Reizen, die ständig auf uns einwirken, keine Beachtung zu schenken ist das Ziel von Prathyahara. Es gilt Kontrolle darüber zu erlangen, wohin wir unsere Aufmerksamkeit richten (z. B. auf den Atem) und in der Lage zu sein, auf äußere Reize innerlich nicht zu reagieren. Erst dadurch beruhigt sich der Geist, und wir gelangen in eine tiefe, innere Stille.
6. *Dharana*
   Konzentration
   Es geht hier darum, mit der ganzen Aufmerksamkeit bei einer Sache zu sein und sich durch nichts ablenken zu lassen. Kinder, die völlig versunken bei ihrem Spiel sind, sind ein gutes Beispiel für die uns mitgegebene Fähigkeit der völligen Konzentration. Das Verinnerlichen dieser Stufe hat deutliche Auswirkung auf unsere Yoga-Praxis und gilt als Vorstufe zur Meditation.
7. *Dhyana*
   Meditation
   Meditation ist ein ganzheitlicher Erfahrungsprozess, in dem wir zum eigenen inneren Beobachter werden. Das gibt uns die Chance, die Dinge und Wesen jenseits unserer subjektiven Auffassungen und Konditionierungen zu erfassen. Regelmäßige Meditationspraxis lehrt zunehmende Achtsamkeit und liebevollen Respekt vor allen Wesen.
8. *Samadhi*
   Zur Ganzheit werden
   Samadhi bedeutet, eins zu werden – mit dem Leben, den Dingen und Wesen, die uns umgeben. Trennendes hat sich aufgelöst und ist in einen vollkommenen Zu-

stand der Offenheit, des Annehmens und der Hingabe übergegangen. Im vollen Vertrauen auf den Strom des Lebens gibt es kein Bemühen mehr um irgendetwas, kein Kontrollieren-Wollen, kein Kämpfen und Tun, nur noch Freiheit, Glück und Frieden.

Wechseljahre, Menopause

Menopause – was bedeutet das?

Bereits etwa ab dem 35. Lebensjahr beginnen die Eierstöcke langsam ihre Tätigkeit einzuschränken. Die Östrogen- und die Progesteron-Produktion geht allmählich zurück. Dies ist ein langsam fortschreitender Prozess, bis dann die mangelnde Östrogenproduktion dazu führt, dass die Menopause einsetzt.

Jede Frau hat ein individuelles Profil des hormonellen Systems, das beeinflusst wird von genetischer Veranlagung, gesundheitlichem Zustand, von Prägungen, Vorbildern, geistiger Einstellung und natürlich auch von der Lebenssituation.

Wechseljahre sind keine Krankheit, die etwa automatisch einer Behandlung bedarf, sondern eine natürliche Lebensphase im Leben einer Frau.

Wie lange dauert die Menopause?

Der Beginn der Wechseljahre liegt bei den meisten Frauen zwischen 45 und 55 Jahren. Das Durchschnittsalter ist 51 Jahre. Die Menopause kann auch deutlich früher oder später einsetzen. Ein hoher Stresspegel oder andere Belastungsfaktoren können Gründe für eine frühzeitige Menopause sein.

Das Klimakterium wird in vier Phasen eingeteilt:

- **Prämenopause:** 5 bis 7 Jahre vor Einsetzen der Menopause; die Hormonumstellung beginnt. Sie zeigt sich durch unregelmäßige Blutungen, Gewichtsveränderung, psycho-vegetative Beschwerden wie Unlustgefühle, Melancholie usw.
- **Perimenopause:** Intensivste Zeit der Hormonumstellung, Dauer zirka 1 bis 2 Jahre. Die Periodenblutung kündigt meist Änderung und Ende durch unterschiedliche, mal längere, mal kürzere Zykluszeiten und auch durch Zwischen- oder Schmierblutungen an. Auch sehr starke Blutungen können unvermittelt auftreten. In dieser Phase sind die Hormonschwankungen meist am stärksten.
- **Menopause:** Der Zeitpunkt der letzten Regelblutung.
- **Postmenopause:** Beginnt nach dem letzten völligen Ausbleiben der Monatsblutung. Ist diese über einen Zeitraum von einem Jahr ausgeblieben, dann spricht man von postmenopausal. Die Postmenopause dauert zirka 7 bis 10 Jahre und ist damit die längste Umstellungsphase im Leben einer Frau.

Der Verlauf des Klimakteriums wird möglicherweise ähnlich sein wie bei Ihrer Mutter. Falls das noch möglich ist, fragen Sie sie doch danach, es könnte sich ein interessantes und tiefgehendes Frauen-Gespräch ergeben. Manche Mütter kennen auch noch wirkungsvolle alte Rezepte zur Linderung bestimmter Beschwerden.

Das weibliche Drüsensystem

Das Hormon-Drüsensystem der Frau ist ein Organsystem zur Steuerung der Körperfunktionen, angefangen beim Wachstum, der Fortpflanzung, dem Stoffwechsel, dem Blutdruck bis zur Regulierung des Wasserhaushalts, und hat auch großen Einfluss auf die Psyche.

Die Hormone werden in endokrinen Drüsen (Hormondrüsen) gebildet. Sie gelangen über das Blut zu den entsprechenden Körperbereichen und stimulieren diese, damit sie ihre genau definierten Aufgaben wahrnehmen.

Hormonproduzierende Drüsen der Frau

- Zirbeldrüse (Epiphyse)
- Hypothalamus
- Hirnanhangdrüse (Hypophyse)
- Schilddrüse
- Nebenschilddrüse
- Nebennieren
- Bauchspeicheldrüse (Pankreas)
- Eierstöcke

In den Wechseljahren sind es nicht nur die Hormone Östrogen und Progesteron, die Veränderungen im weiblichen Körpersystem herbeiführen. Die Sexualhormone stehen über ein enges Netzwerk in direkter Zusammenarbeit mit den sogenannten Steuerungshormonen im Gehirn, die über einen Regelkreis den gesamten Hormonhaushalt steuern, die Hypophyse ist dabei die übergeordnete Drüse. Diese Steuerungen sind hochkomplex und beeinflussen alle hormonbildenden Organe. Selbst für Fachleute ist es schwierig, das Zusammenspiel dieser Steuerungskreisläufe genau zu erkennen.

Der Einfluss von Hormonen

Hormone sind winzige Substanzen, die in verschiedenen Drüsen und Geweben produziert werden und bereits in niedriger Konzentration starke Wirkungen zeigen: Stress, Wut und Angst, aber auch Hunger und Durst. Sie bestimmen das Körpergewicht, den Hauttyp und sind für einen guten Schlaf verantwortlich; alle Organe gehorchen auf ihr Kommando. Sie steuern nahezu alle Lebens- und Stoffwechselvorgänge im Körper. Ob wir uns wohlfühlen und gut aussehen, hängt also entscheidend auch davon ab, ob das richtige Hormon in der richtigen Konzentration am richtigen Ort ist.

In jüngeren Jahren läuft die körpereigene Hormonproduktion auf Hochtouren. Mit fortschreitendem Alter und mit Eintreten der Wechseljahre beginnen die Hormonwerte von Östrogen und Progesteron immer weiter zu sinken, bis die Blutungen dann ganz aufhören.

Dies hat zum Teil gravierende Folgen für unser gesamtes Lebensgefühl. Bei Frauen, die in die Wechseljahre kommen, finden sich häufig: Hitzewallungen, extreme Stimmungsschwankungen, Übergewicht, das nur mühsam wieder abgebaut werden kann, Schlafstörungen und eine stärkere gesundheitliche Anfälligkeit.

Hormongaben als Therapie bei Wechseljahrsbeschwerden

Manche Frauen haben so starke Wechseljahrsbeschwerden, dass für sie das Einnehmen synthetischer Hormone einen Ausweg aus der Misere darzustellen scheint. Noch bis vor einigen Jahren wurde die Hormonersatztherapie als Jungbrunnen für Frauen propagiert, um fit und sexuell attraktiv zu bleiben. Die chemischen Hormone sollten sogar Herz-Kreislauf- oder Demenzerkrankungen verhindern. In ihrer Verunsicherung nahmen Frauen sogar künstliche Hormone ein, auch wenn sie gar keine Wechseljahrsbeschwerden hatten!

Immer wieder gab es aber auch warnende Hinweise vor den gesundheitlichen Folgen: Vor allem bei Einnahme über einen längeren Zeitraum hinweg erhöht sich das Risiko von Thrombosen, Schlaganfällen, Herzinfarkten und Brustkrebs.

Diese Warnungen wurden von Studien in den USA und Europa bestätigt: Die Hälfte der Frauen bekam wirkungslose Präparate (Placebos). Die Frauen, die tatsächlich Hormone einnahmen, hatten eine um 26 Prozent erhöhte Brustkrebsrate, 41 Prozent mehr Schlaganfälle und doppelt soviel Thrombosen und Embolien wie die Frauen mit den Placebo-Präparaten.

2002 wurde die groß angelegte Studie der Women's Health Initiative (WHI), USA, mit 16 600 Frauen zwischen 50 und 70 Jahren abgebrochen, da die Nebenwirkungen nicht mehr zu verantworten waren. Auch die WISDOM-Studie mit 5 692 Frauen aus Neuseeland, Großbritannien und Australien wurde 2002 abgebrochen (nach 11 Monaten), nachdem die WHI drei Monate zuvor auf vermehrte Brustkrebs-Erkrankungen und kardiovaskuläre Todesfälle und andere Problematiken (siehe oben) hingewiesen hatte. Die „Million Women

Study" bestätigte die Ergebnisse, dass künstliche Hormone in den Wechseljahren mehr schaden als nutzen, vor allem, wenn sie über einen längeren Zeitraum eingenommen werden.[1]

Vor diesem Hintergrund sollte das Risiko einer Hormonbehandlung immer sorgfältig erwogen werden und die potenziellen Nebenwirkungen dem gewünschten Nutzen gegenübergestellt werden.

Ich habe in den letzten Jahren vielfach die Erfahrung machen können, dass auch Frauen mit durchaus starken Beschwerden eine geradezu wunderbare Verbesserung ihrer Gesamtsituation haben erreichen können, wenn sie sich auf das Programm „Yoga und Hormonbalance" eingelassen haben. Dieses Programm lädt Frauen ein, sich für Veränderungen zu öffnen, den eigenen Lebensrhythmus zu überprüfen und sich Zeit für sich selbst zu nehmen. Dadurch lernen sie, die Möglichkeiten ihres Körpers zu schätzen, den Aufenthalt in frischer Luft zu lieben, die Ernährung zu verändern und Schritt für Schritt eine Verbesserung ihrer körperlichen und seelischen Situation zu erleben.

Schilddrüsen-Funktionsstörung

Die Schilddrüse ist ein besonders sensibles Organ, das sehr empfindlich auf Hormonschwankungen reagiert. Kompliziert dabei ist, dass es wiederum selbst als Produzent wichtiger Hormone von großer Bedeutung ist.

Die Schilddrüse bildet zwei Hormone: Trijodthyronin (T3) und Thyroxin (T4). Diese aktivieren den Stoffwechsel, regen

---

[1] Quelle: FFGZ Feministisches Frauen Gesundheitszentrum e.V. www.ffgz.de

das Knochenwachstum an – wichtig gegen Osteoporose – und sind für die Sauerstoffausnutzung in den Zellen verantwortlich. Sauerstoffreiches Blut ist eine der wichtigsten Voraussetzungen für alle vitalen Zellprozesse, vor allem im Gehirn für die komplexen Nerven-Zell-Steuerungen. Führt ein abgesunkener T3- und T4-Spiegel zu einem niedrigen Umsatz von Nahrungsmitteln in den Zellen, kann das eine übermäßige Gewichtszunahme verursachen. Außerdem können Symptome wie Stimmungstiefs, Reizbarkeit, Ungeduld, Frösteln oder auch Hitzewallungen direkte oder auch in Folge auftretende Erscheinungen sein.

Vermeintliche Wechseljahrsbeschwerden können manchmal auch Ausdruck von Funktionsstörungen der Schilddrüse sein. Hier kann eine Blutuntersuchung Klarheit bringen.

Sollten Sie unter so starken Beschwerden leiden, dass natürliche Alternativen keine ausreichende Erleichterung bringen, dann sprechen Sie mir Ihrer Ärztin, Ihrem Arzt über eine Einnahme von Hormonen. Ihre ärztliche Betreuung sollte aber fundierte Kenntnisse über die Risiken haben, diese nicht herunterspielen und Sie ausführlich aufklären. Mit einer individuellen und möglichst niedrigen Dosierung über einen möglichst kurzen Zeitraum können die Risiken und Nebenwirkungen in Grenzen gehalten werden.

Zeit der Wandlung

Für manche Frauen beginnt mit dem Ende der regelmäßigen Blutungen eine schwierige Phase. Physische und (auch) psychische Symptome können ihr Wohlbefinden deutlich beeinträchtigen und ihr Leben durcheinanderbringen. Der gesamte Organismus scheint sich zu verändern, vieles erleben sie vielleicht als anstrengender oder als nicht mehr stimmig und reagieren darauf mit Empfindlichkeit und Gereiztheit, was es dann nicht gerade leichter macht, mit den Veränderungen umzugehen. Der Abschied von glatter Haut, Vitalität, Fruchtbarkeit und möglichem Libidoverlust stürzt viele Frauen in eine mehr oder minder große Krise.

Doch wie sich diese Veränderungen bei Ihnen bemerkbar machen, hängt von vielen Faktoren ab: In welchen Lebensumständen befinden Sie sich gerade, wie steht es um Ihren allgemeinen Gesundheitszustand? Gibt es ungünstige Faktoren, wie etwa unausgewogene Ernährung, Bewegungsmangel, Stress, Rauchen? Haben vielleicht Kinder gerade das Haus verlassen (Leeres-Nest-Syndrom)? Bringt Ihnen Ihr Beruf Freude? Ist Ihre Beziehung zum Lebenspartner liebevoll und erfüllend, oder tragen Sie sich mit Trennungsgedanken? Leben Sie allein und sehnen Sie sich vielleicht nach einer neuen Partnerschaft?

Alle bisherigen Lebenserfahrungen fließen darin ein, wie Sie mit den Wandlungen dieser Zeit umgehen. Eigene Erwartungen oder das Weitergeben der weiblichen Erfahrungen innerhalb des Familienverbandes spielen dabei eine große Rolle.

Wenn eine Frau diesen Weg der Wandlungen allerdings bewusst geht, sich Zeit nimmt, sich informiert und z. B. durch ein Yoga- und Energie-Programm und durch vitalstoffreiche Ernährung Unterstützendes, Aufbauendes und auch Ver-Wandelndes erlebt, dann kann sie gestärkt und geläutert ihren Weg gehen und strahlt dabei eine anziehende Reife aus. Oft finden Frauen in dieser Lebensphase erstmals einen wirklichen Zugang zu ihrer inneren Kraft und Weiblichkeit.

Allmählicher Übergang durch Vorbereitung

Lassen Sie uns das Wort „Wechseljahre" einfach mal umstellen: Jahre des Wechsels. Klingt da nicht eine wunderbare Chance mit, nämlich die, dass sich etwas wandelt, ändert, in eine neue Ausrichtung strebt? Und auch der Hinweis, dass dieser Prozess Jahre dauert, wir also Zeit dafür haben und nicht ruck zuck umgekrempelt werden: Wie weise schenkt uns das Leben doch diese Entwicklungszeit!

Wie Frauen mit den Herausforderungen dieser Lebensphase umgehen, ist sehr verschieden. Was die eine Frau leiden lässt, steckt eine andere unbeeindruckt und entspannt weg. Wichtig ist in jedem Fall, dass Sie sich selbst liebevoll beobachten und wahrnehmen und sich Zeit für Ihre Veränderungen nehmen.

Ihre innere Einstellung ist der Schlüssel, um die positive Seite in jeder Lebensphase zu erleben, ohne aber die andere Seite zu negieren. Erst anerkennen, was ist, und es dann zum „Guten" verwandeln ist der Weg zu mehr Bewusstheit und Lebensfreude. Wir sollten unsere begrenzenden Glaubenssätze überprüfen und gegebenenfalls verändern. Durch eine positive Geisteshaltung erkennen wir Negativität und können sie allmählich ablegen. So können wir uns Schritt für Schritt befreien. Sätze wie: „Das kann ich nicht mehr" oder „Dafür bin ich zu alt" erscheinen möglicherweise in einem völlig neuen Licht: Vielleicht ersetzen wir sie bald durch: „Toll, was ich alles kann, von dem ich bisher nichts wusste."

Eine Yoga-Teilnehmerin sagte mir: „Schade, dass ich erst jetzt mit 60 Jahren Yoga kennengelernt habe." Ich antwortete ihr: „Schön, dass du gerade jetzt Yoga gefunden hast!"

> **Nehmen Sie sich Zeit für sich selbst! Überfordern Sie sich nicht, und ruhen Sie sich bewusst öfter mal aus, um immer wieder zu Ihrer Mitte zurückzukehren.**
> **Yoga und Meditation helfen Ihnen dabei, Ihren inneren Frieden zu entwickeln.**

Austausch mit anderen Frauen

Den Austausch mit anderen Frauen halte ich für sehr wichtig. Frauen unterschätzen manchmal die kraftvollen Wirkungen weiblicher „Zusammenkünfte". Solche Treffen sind in allen Kulturen ein wichtiger Bestandteil des Frauenlebens. Aus einem solidarischen Gefühl miteinander können Frauen in jeder Lebensphase Zuversicht, Freude und Kraft schöpfen.

Nach den Yoga-Gruppen herrscht oft ein angeregter Austausch zwischen den Frauen. Eine besondere Art der Offenheit entsteht und macht lebendige Gespräche und Impulse möglich.

> **Die Verbindung mit anderen Frauen, beispielsweise in einer Yoga-Gruppe, schafft eine tragende Energie der Gemeinsamkeit. Dies bestärkt das Gefühl – und das ist eine der wichtigsten Erkenntnisse –, dass diese Lebensphase eine ganz natürliche ist. Yoga-Übungen helfen dabei, mit dem eigenen Körper Frieden zu schließen, und das stärkt die Psyche!**

Die Grundlagen von „Yoga und Hormonbalance"

Das in diesem Buch vorgestellte Programm zur Hormonbalance besteht aus Elementen des Hatha-Yoga, des Yoga der Energie, des Kundalini-Yoga und Energieübungen aus dem Tao-Yoga. Visualisierungen, Hand/Finger-Haltungen (Mudras), die Arbeit mit Energiezentren (Chakras) und Affirmationen (kraftvolle Heilgedanken) sind ebenfalls Teile dieses Programms.

Atem – Körper – Energie: In der Verbindung der Techniken liegt der Schlüssel

Der Schlüssel zur Hormonbalance liegt in der Verbindung der einzelnen Übungstechniken.

- Durch Körperübungen bzw. -haltungen in Verbindung mit Atemübungen werden die Eierstöcke sanft stimuliert, die weiblichen Organe durchwärmt und regeneriert.
- Durch Energielenkungen verbunden mit Licht-Visualisierungen werden über Energiezentren und -bahnen die endokrinen weiblichen Drüsen vitalisiert und in ihrer Funktion angeregt.
- Zentrierungspraktiken lassen diese Erfahrungen aus der Mitte heraus erlebbar werden.
- Hand- und Fingerhaltungen aktivieren gezielt Bereiche im Körper.

- Um die Energie auf eine verdichtete Weise im Körper zu halten, werden in Schlüsselbereichen des Körpers Muskelkontraktionen angewendet.
- Jedem Symptom ist ein Heilgedanke (Affirmation) zugeordnet, der zusätzlich Stärkung gibt.

Die Übungskombinationen aktivieren und fördern die Durchblutung im ganzen Körper, sie regen die Hormondrüsen an und bringen sie in Balance. Hormonschwankungen – die für diese Lebensphase typisch sind – können auf diese Weise verringert und ausgeglichen werden. Das Nervensystem wird gestärkt, Körper und Geist kommen zur Ruhe, Stresssymptomen wird entgegengewirkt. Im Erfahren und Nachspüren der Wirkungen und des Energieflusses gelangen Sie zunehmend mehr in Kontakt mit Ihrer Weiblichkeit und Weisheit.

Atemübungen (Pranayama)

Als Pranayama werden die Atemübungen im Yoga bezeichnet (Prana = Atem und auch Lebensenergie, Lebenskraft; Ayama = Ausdehnung, Erweiterung). Prana, die Lebensenergie, ist eine Energie, die den gesamten physischen Körper durchzieht und Körper und Geist verbindet. Pranayama-Techniken bewirken, dass dem Körper mehr Energie zur Verfügung steht. Diese soll sich ungehindert im Körper bewegen können, und zwar in den sogenannten Nadis, den feinstofflichen Kanälen im Körper.

Durch die Techniken des Pranayama dehnt sich die Lunge optimal aus, wodurch mehr Sauerstoff und Prana aufgenommen werden. Der vermehrte Sauerstoff wird über das Blut in alle Zellen und Körperbereiche transportiert und dadurch werden auch unsere Abwehrkräfte gestärkt. Da wir im Alltag meist nur flach und kurz atmen und nicht annähernd unsere Atemkapazität nutzen, können etliche Probleme auftauchen: Organe, Gewebe und Gehirn werden nicht richtig mit Sauerstoff versorgt. Es treten Müdigkeit, Kopfschmerzen, Verspannungen auf. Die Verdauung und der Stoffwechsel werden träge. Schlechte Stimmung ergreift von uns Besitz.

Durch die Atemübungen nehmen wir große Mengen an Prana auf. Das beeinflusst positiv unser Hormonsystem, unser Nerven- und Immunsystem, unser Blut, das Herz-Kreislaufsystem, alle Organe und unsere seelische Befindlichkeit.

In den alten Schriften des Hatha-Yoga wurden viele Hinweise gefunden, dass Atemübungen heilend wirken, indem sie die Menschen bei Krankheit wieder mit ihrer Lebenskraft verbinden.

Atemübungen sind ein äußerst wirkungsvolles Mittel, um uns z. B. nach einem anstrengenden Tag wieder ausgeglichener zu fühlen. Sie helfen uns, bei uns selbst anzukommen, ein mögliches Leistungstief auszugleichen und unser Herz zu beruhigen.

Folgende Atemtechniken werden in diesem Programm angewandt:

1. Tiefe Bauchatmung
2. Aktivierende Bauchatmung
3. Vollständige Yoga-Atmung (Bauch-Brust-Lungenspitzen)
4. Nasenwechselatmung
5. Kreisatmen

6. Feuer-Atmung
7. Ujjayi-Atmung
8. Shitali-Atmung

Bitte beachten: Da Atemtechniken starke Wirkungen und deutliche Reaktionen zeigen können, empfehle ich grundsätzlich, diese Übungen unter Anleitung eines/r erfahrenen Yogalehrers/in zu erlernen. Die ersten vier Techniken sind jedoch als Basisübungen gut geeignet, die Sie selbstständig erlernen können. Sie ermöglichen Ihnen einen guten Einstieg. Achten Sie darauf, immer entspannt, ruhig und gleichmäßig zu atmen, und bleiben Sie mit Ihrer Aufmerksamkeit bei jeder Phase des Atems. Bei Schwindelgefühl, Herzklopfen oder ähnlich heftigen Reaktionen sollten Sie eine Pause zur Entspannung einlegen.

Hinweis: Beim Atemtraining (Pranayama) ist es wichtig, nicht zu forcieren. Ein langsamer Beginn und eine allmähliche Steigerung sind förderlich. Der Atem sollte lang, beständig, gleichmäßig und regelmäßig fließen, der Geist während des Übens gesammelt sein. Der Atem sollte, außer bei der Ujjayi-, Shitali- und Feuer-Atmung, nicht hörbar ein- und ausströmen, sondern lautlos und fein sein.

Wichtig: Pranayama sollte nur mit leerem Magen geübt werden! Falls nicht anders angegeben, atmen Sie immer durch die Nase ein- und aus.

Vorbereitung: Der Raum, in dem Sie üben, sollte gut durchgelüftet sein. Nehmen Sie dann eine stabile, aufrechte und bequeme Sitzhaltung ein. Atemübung 1, 3 und 5 können Sie auch in der Rückenlage ausführen. Wenn Sie auf einem Stuhl üben, dann lehnen Sie sich bitte nicht an. Der Rücken sollte aufgerichtet sein. Überprüfen Sie, dass Sie gut atmen können, keine Kleidung Sie einengt, und reinigen Sie Ihre Nase. Wenn Sie eine Erkältung mit Schnupfen haben, sollten Sie warten, bis die Symptome abgeklungen sind.

1. Tiefe Bauchatmung

Beobachten Sie eine Weile aufmerksam Ihren Atem.

Lassen Sie nun während der Ausatmung bewusst den Bauch zurücksinken und bleiben Sie dabei entspannt. Die kleine Pause danach ist die Atemleere (wahrnehmend innehalten). Atmen Sie anschließend tief ein, der Bauch wölbt sich dabei nach vorne. Die kleine Pause danach ist die Atemfülle (wahrnehmend innehalten). Üben Sie weiter, bis die Atemzüge ruhig, lang und gleichmäßig und die Bauchbewegungen deutlich zu spüren sind (10 bis 20 Atemzüge).

Tipp: Um besser fühlen zu können, wie sich der Bauch bewegt, legen Sie Ihre Hände darauf. So sensibilisieren Sie Ihr Körpergefühl.

Wirkung: Durch die tiefe Bauchatmung wird mehr Sauerstoff aufgenommen, die Bauch- und Unterleibsorgane werden massiert, Prana wird angeregt, unruhige Energien z. B. Nervosität werden verwandelt. Die Sonnenenergie, die im Sonnengeflecht (Solarplexus) gespeichert ist, wird aktiviert und schenkt geistige Frische.

2. Aktivierende Bauchatmung

Sie erfolgt wie die Bauchatmung, aber die Ein- und Ausatem-Phasen sind kürzer; atmen Sie etwas schneller, kräftiger und gleich lang, synchron mit den aktivierenden Bauchbewegungen, die hier muskulär aktiver begleitet werden. Die Bewegung ist rhythmisch.

Hinweis: Steigern Sie den Rhythmus langsam und erzwingen Sie nichts.

Wirkung: Wie bei der tiefen Bauchatmung, aktiviert aber noch mehr und stellt eine intensivere Massage von Bauch, Unterleib und Eierstöcken dar.

Bitte beachten: Üben Sie diese Atmung nicht bei akuten entzündlichen Prozessen im Magen und Darm oder Unterleib, ebenso wenig bei schwerem Asthma, stark erhöhtem Blutdruck und wenn Sie eine Spirale zur Empfängnisverhütung tragen.

3. Vollständige Yoga-Atmung (Bauch-Brust-Lungenspitzen)

Üben Sie die drei Phasen zunächst einzeln.

Bauchatmung (siehe auch oben)
Nehmen Sie eine aufrechte Sitzhaltung oder die Rückenlage ein. Legen Sie die Hände auf Ihren Bauch.
Lassen Sie den Atem einströmen und spüren Sie, wie sich der Bauch wölbt und wieder senkt, lassen Sie die Bauchdecke zurücksinken, um ganz auszuatmen. Bleiben Sie da-

bei möglichst passiv, lassen Sie es einfach geschehen.
3- bis 5-mal wiederholen.

Brustatmung
Legen Sie beide Hände auf den unteren Brustbereich seitlich vorne auf die Rippen.
Lassen Sie den Atem langsam und bewusst in den Brustraum einströmen. Spüren Sie die Ausdehnung der Rippen nach allen Seiten. Atmen Sie aus und spüren Sie, wie der Brustraum wieder zurücksinkt.
3- bis 5-mal wiederholen.

Lungenspitzenatmung
Legen Sie die Hände auf den oberen Brustbereich und die Fingerspitzen nahe am Brustbein. Dort, wo sich die Lungenspitzen unterhalb der Schlüsselbeine befinden, fühlen Sie eine kleine Einbuchtung. Atmen Sie ein und lenken Sie den Atem dorthin, wo sie die Berührung Ihrer Fingerspitzen spüren. Nehmen Sie das Heben des Brustkorbs wahr. Atmen Sie aus und spüren Sie das Senken des Brustkorbs.
3- bis 5-mal wiederholen.

Verbinden Sie nun die drei Atemphasen zu einer einzigen Ein- und Ausatmung.

Sie beginnen langsam und ruhig in den Bauch zu atmen, breiten sich in die Brust zu den Rippen hin aus und füllen zuletzt die Lungenspitzen. Genauso langsam atmen Sie wieder aus, von den Lungespitzen über die Brust zum Bauch. Die Lungenkapazität sollte ganz ausgeschöpft werden. Kommen Sie in eine gleichmäßige, ruhige Atmung und spüren Sie die Übergänge der drei Atemräume. Machen Sie sowohl am Ende

der Einatmung als auch am Ende der Ausatmung eine kurze Pause.
10-mal wiederholen.

Wirkung: Die Sauerstoffaufnahme erhöht sich um ein Vielfaches; das Nervensystem erfährt Beruhigung; geistige Klarheit kann sich einstellen. Die Verbindung von Körper und Geist mittels des Atems wird erfahrbar. Durch die tiefe Ausatmung wird das Blut von Kohlendioxid gereinigt. Der Brustkorb wird beweglicher und weitet sich in alle Richtungen, damit wird die Lunge gut „durchlüftet".

4. Die Nasenwechselatmung

Die Wechselatmung wird Nadi Sodhana (= Reinigung der Nadis) genannt. Unser gesamter Körper ist von feinstofflichen Energiekanälen durchzogen, den Nadis.

Rechter Naseneingang = Sonne, aktiv, männliches Prinzip, nach außen gerichtete Seite.

Linker Naseneingang = Mond, aufnehmend, passiv, weibliches Prinzip, nach innen gerichtete Seite.

Nehmen Sie eine bequeme, aufrechte Sitzhaltung ein. Formen Sie die Fingerhaltung zur Vishnu-Mudra. Beugen Sie dazu Zeige- und Mittelfinger der rechten Hand. (s. rechte Seite)

Atmen Sie durch beide Nasengänge aus, lassen Sie den Bauch zurücksinken und verschließen Sie mit dem Daumen der rechten Hand das rechte Nasenloch. Atmen Sie durch das linke Nasenloch ein, nehmen Sie den Moment der Atemfülle wahr, verschließen Sie mit dem Ringfinger das linke Nasenloch, lösen Sie den Daumen vom rechten Nasenloch und atmen Sie rechts aus, nehmen Sie den Moment der Atemleere wahr, atmen Sie rechts wieder ein, verschließen Sie das rechte Nasenloch und atmen Sie links wieder aus.

Fahren Sie in diesem Rhythmus 2 bis 3 Minuten fort und beenden Sie die Übung damit, dass Sie über links einatmen und durch beide Nasengänge ausatmen. Spüren Sie anschließend noch 1 bis 2 Minuten mit geschlossenen Augen nach.

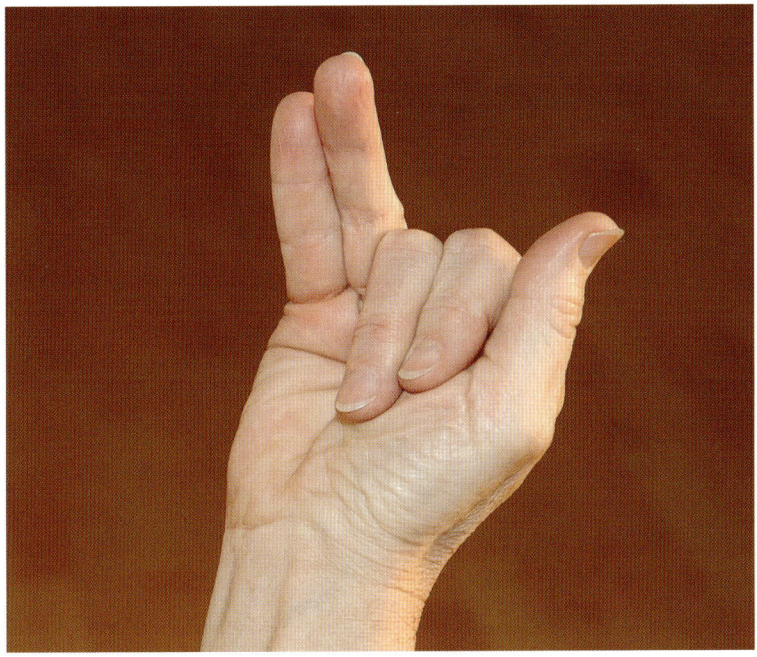

Fortgeschrittene Variation mit Atemhaltephase

Atmen Sie durch beide Nasengänge aus. Schließen Sie das rechte Nasenloch mit dem rechten Daumen, während Sie links einatmen. Schließen Sie beide Nasenlöcher mit Daumen und Ringfinger, halten Sie den Atem. Öffnen Sie das rechte Nasenloch und atmen Sie aus. Atmen Sie rechts wieder ein. Schließen Sie wieder beide Nasenlöcher und halten Sie den Atem. Öffnen Sie das linke Nasenloch und atmen Sie aus, fahren Sie einatmend fort und üben Sie dieses Pranayama für 3 bis 5 Minuten.

Variation: Zählen Sie bei den Atemphasen und der Haltephase innerlich mit und verlängern Sie allmählich im Laufe Ihrer Übungszeit jede Woche etwas die Haltezeit und die Ausatemphase.

z. B. 4 – 6 – 6; 4 – 8 – 8

Wirkung: Erhöht die Lungenkapazität; durch die Haltephasen werden Herz und Kreislauf trainiert. Beugt Erkältungskrankheiten vor, wirkt bei Heuschnupfen und Asthma, reinigt die Energiekanäle von Blockierungen, gleicht die polaren Qualitäten von solar und lunar aus. Dadurch fühlen wir uns stärker und zentrierter in der Mitte.

Wenn wir durch Atem- und Körperübungen entspannt sind und Blockaden auflösen konnten, dann zirkuliert die Energie in den Nadis, den Energiekanälen. Wir fühlen uns von Lebensenergie durchströmt.

5. Kreisatmen

Nehmen Sie die Fingerhaltung Vishnu-Mudra ein (siehe Foto S. 35 bei der Nasen-Wechselatmung).

Atmen Sie durch beide Nasenlöcher aus und lassen Sie den Bauch zurücksinken. Verschließen Sie das rechte Nasenloch mit dem rechten Daumen, atmen Sie ein und zählen Sie dabei innerlich: 1-2-3-4. Verschließen Sie nun beide Nasenlöcher mit Daumen und Ringfinger, halten Sie den Atem und zählen Sie dabei wieder innerlich: 1-2-3-4. Halten Sie nun das linke Nasenloch verschlossen und atmen Sie rechts aus und zählen Sie wieder: 1-2-3-4. Lösen Sie die Finger etwas von der Nase, spüren Sie ganz aufmerksam die Atemstille und zählen Sie: 1-2-3-4. Fahren Sie mit der Einatmung fort und wiederholen Sie die Übung so oft, wie es Ihnen guttut, bzw. bis Sie ruhiger geworden sind.

Tipp: Begleiten Sie den Atemablauf mit Ihrer ganzen Aufmerksamkeit und Konzentration, dann kann diese Technik eine hilfreiche Begleiterin bei vielen Symptomen der Wechseljahre werden.

Wirkung: Beruhigend, ausgleichend, bei (Ein-)Schlafstörungen bzw. nächtlichem Aufwachen, Grübeln, Unruhe, Stress, stoppt den Gedankenfluss.

6. *Feuer-Atmung*

Bei der Feuer-Atmung geht es um ein schnelles Ein- und Ausatmen mit deutlicher Bauchbewegung. Strengen Sie sich aber nicht zu sehr an und erzwingen Sie nichts.

Atmen Sie so schnell und so tief wie möglich ein und aus und bewegen Sie dabei die Bauchdecke stark mit, das Zwerchfell wird dabei auf- und abwärts bewegt. Beim Einatmen wird der Bauch nach außen gedrückt und beim Ausatmen nach innen gezogen. Üben Sie zu Beginn 3 Sätze à 10- bis 20-mal und steigern im Laufe der Übungswochen auf 40- bis 60-mal.

Beenden Sie mit einer tiefen Einatmung und einer langen, entspannten Ausatmung. Spüren Sie nach, wie sich der Atem anfühlt und wie Sie nun energetisch aufgeladen sind.

Wirkung: Sehr intensive Massage von Bauch und Unterleib, die zudem besser durchblutet und entgiftet werden. Diese Technik dient der Reinigung des ganzen Körpers und bewirkt einen physischen und psychischen Energiezuwachs.

Bitte beachten: Üben Sie diese Atmung nicht bei akuten entzündlichen Prozessen im Magen und Darm oder Unterleib, ebenso wenig bei schwerem Asthma, stark erhöhtem Blutdruck und wenn Sie eine Spirale zur Empfängnisverhütung tragen.

7. Ujjayi-Atmung (Atmung mit Reibelaut)

Bei Ujjayi-Pranayama (Ujjayi = die Siegreiche, der Sieg über den unregelmäßigen und kurzen Atem) wird die Stimmritze zwischen den beiden Stimmbändern verengt, und zwar während des langsamen und kontrollierten Ein- und Ausatmens. So können die Atemlänge und das Atemvolumen selbst bestimmt werden.

Atmen Sie lange ein und aus mit verengter Stimmritze, lassen Sie Unterkiefer und Kiefergelenke locker, drücken Sie die Zähne nicht aufeinander, halten Sie die Lippen geschlossen. Es entsteht ein Reibelaut in der Kehle, der sich innerlich wie leises Meeresrauschen anhört. Die Atemphasen werden verlangsamt, verlängert und nach einiger Übung verfeinert.

Tipp: Flüstern Sie zuerst eine Weile, dann können Sie die Verengung besser spüren. Räuspern Sie sich ruhig, da sich bei dieser Atemtechnik Ablagerungen lösen können.

Wirkung: Der Hals-Kehlbereich wird stimuliert. Die Prana-Energie wird zur Schilddrüse hin gelenkt. Hilft, einen kühlen Kopf zu bewahren, wirkt Temperatur regulierend auf den Körper. Füllt das individuelle Energiedepot auf. Beugt Krankheiten in der Kehle vor. Der Kehl- und der Rachenraum werden gut durchblutet. Der gesamte Brust- und Rippenraum wird für die Atembewegung genutzt, das kann zur Entdeckung neuer Atemräume beitragen.

8. Sithali-Atmung

Sithali bedeutet so viel wie: „der kühlende Atem" (sita = kühl, kalt).

Nehmen Sie eine entspannte Sitzhaltung ein. Strecken Sie die Zunge aus dem Mund und formen Sie eine Röhre, indem Sie die Zungenränder nach oben rollen. Atmen Sie langsam und tief mit einem leichten Zischlaut ein und ziehen Sie dabei die Luft durch die Röhre. Stellen Sie sich dabei vor, dass Sie kühlende und harmonisierende Energie einatmen. Visualisieren Sie, dass diese Kraft Sie vom Kopf bis zu den Zehen erfüllt. Schließen Sie den Mund und atmen Sie lautlos durch die Nase wieder aus.

Machen Sie auf diese Weise 5 bis 10 Atemzüge und lassen Sie anschließend einige Atemzüge von selbst fließen und spüren Sie nach.

Variation: Wenn Sie die Zunge nicht längs rollen können, legen Sie die Zungenspitze innen gegen die Schneidezähne oder lassen Sie die Luft mit der Einatmung einfach über die Zunge streichen.

Wirkung: Kühlt Körper und Geist; bringt Erleichterung bei Hitzewallungen, da Hirnbereiche, die mit der Temperaturregulierung in Verbindung stehen, beeinflusst werden. Gibt Entspannung, Ruhe und Gleichmut; beruhigt das Nervensystem; lindert Ärger, Unruhe und Furcht; fördert einen gesunden Schlaf. Soll nach alten Hatha-Yoga Schriften sogar verjüngend wirken.

> **Besonders wichtig in dieser Lebensphase ist ein langer Ausatem. Er symbolisiert das Loslassen von „Dingen", die jetzt vielleicht nicht mehr wichtig sind oder im Begriff sind, sich zu verändern. Das können Ängste sein, das Festhalten-Wollen der Kinder, der gewohnten Umgebung, von Haus, Wohnung oder Tätigkeiten.**
> **Führen Sie eine Atemübung (z. B. die „Tiefe Bauchatmung") 5- bis 10-mal aus und lassen Sie den Ausatem schrittweise länger werden. Nehmen Sie eine Affirmation dazu, z. B.: „Mit jedem langen Ausatem lasse ich meine Sorgen mehr und mehr los."**

Mudras

Mudras sind spezifische Hand- oder Fingerhaltungen, die bestimmte Energiebahnen stimulieren und Energieverbindungen herstellen. Eine davon – die Vishnu-Mudra – haben Sie bereits in Verbindung mit zwei Atemübungen kennengelernt.

Hier möchte ich Ihnen zwei weitere vorstellen, die in Verbindung mit einer Affirmation und regelmäßiger Übung eine starke Wirkung entfalten.

Prithivi-Mudra

Für Prithivi-Mudra, die sogenannte Erd-Mudra, legen Sie bei beiden Händen die Spitzen von Daumen und Ringfinger aneinander, üben Sie dabei leichten Druck aus und strecken Sie die restlichen Finger aus.

Affirmation: „Die Kraft der Erde stärkt mein Vertrauen und gibt mir Sicherheit."

Wirkung: Das Wurzel-Chakra, unsere Basis (Urkraft), wird aktiviert, dadurch fühlen Sie sich vitaler und physisch und psychisch gestärkt. Gut für Haut und Haare, Nägel und Knochen. Vertrauen und Sicherheit werden aufgebaut.

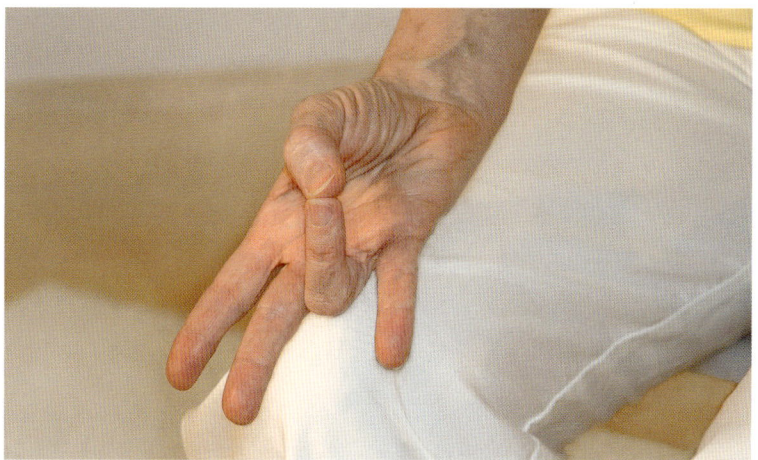

Shankh-Mudra

Die Shankh-Mudra wird auch Muschel-Mudra genannt und in Indien bei Tempelritualen eingesetzt. Dabei wird das Muschelhorn geblasen, um die Öffnung der Tempeltüren anzukündigen. Diese Mudra ist somit ein schönes Symbol für unseren inneren Tempel, unsere Weiblichkeit.

Umfassen Sie den linken Daumen mit den vier Fingern der rechten Hand, der rechte Daumen bleibt gestreckt. Die vier Finger der linken Hand sind gestreckt und aneinander. Die drei längeren Finger berühren im Kuppenbereich den rechten Daumen, der kleine Finger lehnt am Ringfinger. Halten Sie die Hände vor dem Brustbein. Bleiben Sie in der Haltung, solange Sie möchten, und tönen Sie 3-mal das „OM".

Affirmation: „In meinem inneren Tempel leuchtet das Licht."

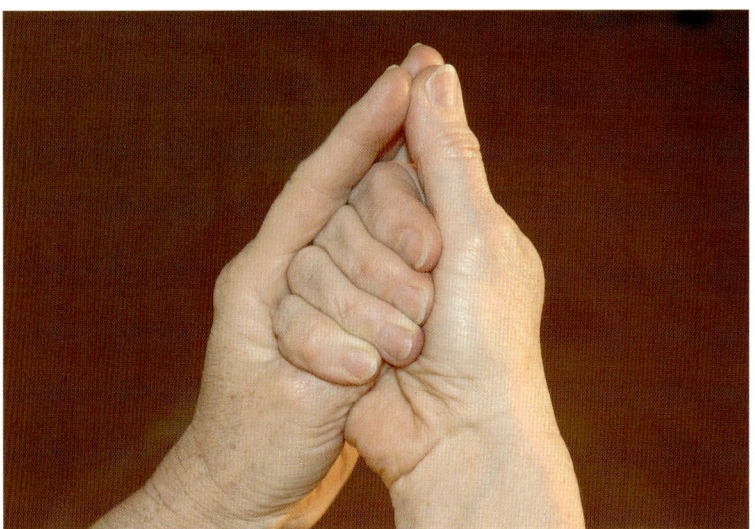

Wirkung: Mit dieser Mudra und der Affirmation können wir das Licht in unserem inneren Tempel (unsere Weiblichkeit) zum Strahlen bringen. Dann wirkt sie heilend und regenerierend. Zusammen mit dem Tönen von „OM" führt die Shankh-Mudra zu innerer Sammlung und Ruhe. Die Handhaltung erinnert an eine Muschel, der umfasste Daumen symbolisiert die Perle, einen Schatz, der auch in uns wohnt.

Bandhas

(Bandh = halten, binden, fesseln, Verschluss)

Ein Bandha ist ein muskulärer und energetischer Verschluss in spezifischen Körperbereichen, konzentriert die Körperenergie und ist ein wichtiger Verstärker aller energetischen Übungen. Prana, die Lebensenergie, die durch die Körper- und Atemübungen aktiviert wurde, wird durch die Bandhas im Körper „gebunden", so geht sie nicht verloren, sondern steht zu unserer Verfügung. Bandhas wirken positiv auf die Selbstheilungskräfte und auf den Blutkreislauf.

Bitte beachten: Ich empfehle grundsätzlich, die Bandhas unter Anleitung eines /r erfahrenen Yogalehrers/in zu erlernen. Die erste Technik, Mula-Bandha, kann als Basisübung auch selbstständig von Ihnen erlernt werden. (Siehe auch die Übungen für den Beckenboden, Seite 75)

Es gibt drei Haupt-Bandhas:

Mula-Bandha

Mula = Wurzel, bedeutet Wurzelverschluss. Dieses Bandha liegt zwischen Anus und Scheide im Beckenboden.

Nehmen Sie eine entspannte Sitzhaltung ein. Spannen Sie die Schließmuskulatur von After, Scheide und Damm (Perineum) an, ziehen Sie sie zusammen und heben Sie sie etwas nach innen. Die Übung besteht aus physischen Muskelkontraktionen, aber zum großen Teil auch aus Konzentration und Energiewahrnehmung im Beckenboden.

Bitte beachten: Üben Sie Mula-Bandha nicht bei Entzündungen oder nach chirurgischen Eingriffen im Becken- und Bauchbereich.

Wirkung: Wirkt gesundheitsfördernd auf die urogenitale Region, verhindert Inkontinenz, Hämorrhoiden und aktiviert den Pranafluss.

Uddiyana-Bandha

Uddiyana = nach oben fliegend. Bedeutung: das Hochfliegen des großen Vogels; Prana – der Vogel – strömt die Wirbelsäule hinauf.

Bei diesem Bandha steht das Einsaugen oder Einziehen des unteren Bauchs im Vordergrund. Dies geschieht durch das Erzeugen eines leichten Vakuums im Brustkorb.

Stellen Sie sich aufrecht hin, die Füße hüftbreit auseinander, beugen Sie Ihre Beine etwas und stützen Sie die Hände auf den Oberschenkeln ab. Entspannen Sie den Bauch, atmen Sie ein und dann vollständig aus, ziehen Sie Ihr Kinn ein wenig Richtung Kehle und runden Sie Ihren Rücken etwas, bleiben Sie in der Atemleere und ziehen Sie die Bauchdecke nach innen und oben. Die Bauchdecke wird hinter die Rippenbögen eingesogen, sodass eine tiefe Höhlung und ein Vakuum entstehen. Bleiben Sie in der Haltung, bis die Einatmung von selbst kommt, oder entspannen Sie bewusst die Bauchdecke und atmen tief ein und richten sich dabei auf. Atmen Sie entspannt und achten Sie auf Ihre Wahrnehmungen.

Bitte beachten: Nur mit leerem Magen üben! Üben Sie Uddiyana-Bandha nicht bei akuten entzündlichen Prozessen im Körper, insbesondere Magen-, Darmentzündungen oder -geschwüren, Entzündungen der Leber und Bauchspeicheldrüse, ebenso wenig bei schwerem Asthma, schwerer Bronchitis, stark erhöhtem Blutdruck und wenn Sie eine Spirale zur Empfängnisverhütung tragen.

Wirkung: Massiert die Organe des Unterleibs, regt das Verdauungsfeuer Agni an, aktiviert Ausscheidung und Entgiftung, wirkt positiv auf den Oberbauch, auf Leber, Magen, Bauchspeicheldrüse, aktiviert das Zwerchfell und massiert das Herz, welches oberhalb des Zwerchfells liegt. Es weitet den Brustkorb und schenkt Leichtigkeit, stärkt die Bauchmuskeln.

Jalandhara-Bandha

Jala = Gewebe, Netz oder Gitterwerk.

Setzen Sie sich in den Fersensitz, atmen Sie langsam und tief ein und halten Sie den Atem an. Indem Sie deutlich den Nacken dehnen, wird das Kinn gegen den Hals gedrückt, die Wirbelsäule ist gestreckt. Halten Sie den Kopf aufrecht und lassen Sie ihn nicht nach vorne kippen; lösen Sie die Haltung langsam wieder auf, heben Sie das Kinn.

Bitte beachten: Jalandhara-Bandha darf auf keinen Fall ausgeführt werden bei akuten Entzündungen im Hals (Angina, Mandelentzündungen etc.). Ist die Entzündung jedoch abgeklungen, unterstützt das Bandha den Heilungsprozess. Bei einer Überfunktion der Schilddrüse, die schon auf geringen Druck empfindlich reagiert, sollte dieses Bandha nur leicht ausgeführt werden oder gar nicht. Vorsicht auch bei hohem Blutdruck oder zu hohem Druck im Kopf (Augen-Innendruck, Druck auf das Innenohr).

Wirkung: Sanft anregend und ausgleichend auf die Schilddrüse und Nebenschilddrüsen. Der Übergang vom Brustraum zum Kopf wird frei, Prana (Energie) kann zum Gehirn und zu den Drüsen im Kopfbereich fließen. Der Nacken wird angenehm gedehnt.

Chakras
(oder Chakren)

Das Wort „Chakra" kommt aus dem Sanskrit und bedeutet „Rad" oder „Wirbel". Bezeichnet werden damit Energiezentren im Körper des Menschen. Jedes Chakra ist mit einer endokrinen Drüse oder einem Drüsengeflecht verbunden (Näheres zum Drüsensystem, siehe Seite 19). Die Lebensenergie, Prana, wird in den Chakras gespeichert und steht für körperliche und seelische Prozesse zur Verfügung. Da die Energielenkungen, die in diesem Buch vorgestellt werden, durch alle Chakras führen, werden die entsprechenden Drüsen und Organe des weiblichen Körpers stimuliert.

Sieben Chakras werden als Hauptenergiezentren des Menschen angesehen und sie sollen sich entlang der Wirbelsäule befinden. Verbunden werden sie durch den Energiekanal Sushumna, durch den auch die Kundalini-Kraft aufsteigen soll. Die genauen Zuordnungen und Wirkungen variieren in den verschiedenen Interpretationen der Chakra-Systeme.

Wurzelchakra/Basischakra (Muladhara)

Sitz: am Beckenboden, Damm
Drüsen: Nebennieren
Themen: Überleben, Instinkte, Urvertrauen, Stabilität, Durchsetzungsfähigkeit
Farbe: feurig-rot
Rot regt an, wärmt, macht wach und aktiviert.

Sakralchakra (Swadisthana)

Sitz: unterhalb des Nabels, im Unterleib
Drüsen: Keimdrüsen, Eierstöcke
Themen: Sexualität, Gefühle, Kreativität, Begeisterungsfähigkeit, Selbstwertgefühl
Farbe: orange
Orange stimmt freundlich und macht sinnlich und lebendig.

Nabelchakra/Solarplexus (Manipura)

Sitz: Nabel, oder auch oberhalb des Nabels, Sonnengeflecht, Körpermitte

Drüse: Bauchspeicheldrüse (Pankreas)
Themen: Wille, Macht, Emotionen, Persönlichkeit, Identität, Selbstbewusstsein, Umwandlung, Verarbeitung von Erlebnisse und Gefühlen
Farbe: gelb
Gelb erfrischt geistig, vitalisiert.

Herzchakra (Anahata)

Sitz: in der Höhe des Herzens, zwischen den Brüsten
Drüse: Thymusdrüse
Themen: Beziehung, Liebe geben und empfangen, Mitgefühl, Hingabe, spirituelles Wachstum, Herzenswärme, Heilung
Farbe: grün
Grün regeneriert, beruhigt allgemein.

Halschakra, Kehlchakra (Vishuddha)

Sitz: im Hals
Drüse: Schilddrüse
Themen: Selbstausdruck, Stimme, Kommunikation, Kreativität, Inspiration, Offenheit
Farbe: hellblau/türkis
Hellblau beruhigt, kühlt und erfrischt.

Stirnchakra (Ajna)

Sitz: in der Mitte der Stirn, etwas oberhalb der Augenbrauen
Drüse: Hirnanhangdrüse (Hypophyse)

Themen: Wahrnehmung, Intuition, Erkenntnis, Hellsehen, Hellhören, Geist, Verstand, Vorstellungskraft, Klarheit
Farbe: dunkelblau wie der Nachthimmel
Dunkelblau verleiht tiefe Ruhe und Geborgenheit.

Scheitelchakra, Kronenchakra (Sahasrara)

Sitz: am Scheitelpunkt des Kopfes
Drüse: Zirbeldrüse (Epiphyse)
Themen: Spiritualität, Weisheit, Bewusstheit, universelles Bewusstsein, höchste Erkenntnis, Auflösen von Grenzen, Konzentration auf das Wesentliche
Farbe: lila oder weißes Licht
Lila hilft, sich zu verändern und zu wandeln, weiß löst alle Grenzen auf.

Übung: Meditative Visualisierungs-Reise durch die Chakras

Machen Sie sich vorab mit dem Sitz der 7 Chakras vertraut.
    Kommen Sie in die Rückenlage, achten Sie darauf, dass der Körper gleichmäßig aufliegt und wandern Sie mental vom untersten Chakra (Basis, Beckenboden) langsam hinauf bis zum obersten Chakra (Scheitel). Beziehen Sie die Farben mit ein und lassen Sie den Atem ruhig und gleichmäßig fließen. Bleiben Sie bei jeder Position einige Atemzüge und legen Sie dort gegebenenfalls die Hände auf, um den Bereich besser wahrzunehmen.
    Spüren Sie am Ende eine Weile nach und achten Sie auf Ihre Empfindungen.

Affirmationen

Affirmationen sind, laut oder leise gesagte bzw. innerlich formulierte positive, und das Leben bejahende Leitsätze. Mit ihrer Hilfe können wir Blockaden, festgefahrene Strukturen und negative Glaubensmuster ändern (z. B. „ab 40 geht's bergab"). Affirmationen stärken den Glauben an uns selbst und sind ein kraftvolles Werkzeug für unsere Entwicklung, wenn sie über eine längere Zeit regelmäßig eingesetzt und oft wiederholt werden.

Jedem Symptom der Wechseljahre finden Sie im Kapitel „Asanas – die Körperübungen" eine Affirmation zugeordnet, die Ihnen zusätzlich Kraft gibt und Negatives zu wandeln vermag. Auch am Ende jeder Energielenkung wird eine Affirmation unterstützend eingesetzt.

Sie können auch Ihre persönliche Affirmation finden. Es ist ganz leicht: Erspüren Sie, was Sie erreichen oder entwickeln wollen, bis Sie es intensiv und klar fühlen können. Bilden Sie von dieser klaren, positiven Zielvorstellung einen möglichst kurzen Satz oder einen Begriff. So knapp und schlicht wie möglich, bis das Kürzeste und Prägnanteste am meisten Aussage enthält. Achten Sie besonders darauf, dass alle Formulierungen positiv gehalten sind, und stellen Sie sich vor, dass Ihr Wunsch bereits wahr geworden ist. Vermeiden Sie Verneinendes und auch Worte wie „möchte", „könnte", „sollte"! Richtig wäre also: „Ich bin gesund" und nicht: „Ich bin nicht mehr krank." Je mehr Sie die Affirmation so fühlen, als ob Ihr Anliegen bereits verwirklicht wäre, desto mehr Energie und Kraft hat die Affirmation.

Folgende Beispiele sind Möglichkeiten für positive Selbst-Bestärkungen. Sie können sie direkt anwenden oder in Ihre individuellen Anliegen umformulieren:

„Kraftvoll und liebevoll gehe ich meinen Weg, zu meinem eigenen Wohl und zum Wohle aller Beteiligten."

„Ich nehme das Leben an und alles, was es für mich bereithält, darauf freue ich mich."

„Ich liebe es, eine Frau zu sein, ich bin schön, gesund und glücklich."

„Mein Körper ist mein Tempel, ich fühle mich von Tag zu Tag besser."

„Ich nehme mich an, wie ich bin, und öffne mich für neue, wunderbare Erfahrungen."

Tipp: Schreiben Sie Ihre Affirmation auf einen Merkzettel und kleben Sie ihn dorthin, wo er besonders oft zu sehen ist, z. B. an Ihren Spiegel oder ans Telefon. Sie sollten über einen längeren Zeitraum bei Ihrer Affirmation bleiben, damit sich die Wirkungen entfalten können.

Visualisierungen

In diesem Buch visualisieren Sie hauptsächlich Licht, um damit bestimmte Bereiche Ihres Körpers aufzuladen und zu unterstützen. Vor allem bei den Energielenkungen wird der Atem lichtvoll geführt. Das bedeutet, Sie lenken visualisiertes Licht mit dem Atem und Ihrer Konzentration zu einem gewünschten Bereich Ihres Körpers. So können Sie die heilende Kraft des Atems noch besser nutzen.

Ihre Vorstellungskraft hilft Ihnen, einen besseren Kontakt zu Ihrem Körper und Ihrer Weiblichkeit zu entwickeln. Wichtig ist dazu eine freundliche Kommunikation mit sich selbst. Vielleicht sind Ihnen Sätze vertraut wie: „Dieser blöde dicke Bauch stört mich" oder „Jetzt tut schon wieder dieser dumme Rücken weh" – das ist wohl kaum als eine liebevolle Kommunikation zu bezeichnen. Lernen Sie, liebevoll mit sich zu sprechen, trösten Sie sich, streicheln Sie z. B. Ihr schmerzendes Bein und schenken Sie Ihm gute Gedanken. Entwickeln Sie positive Worte oder Sätze (Affirmationen), die Sie aufbauen, Ihnen Kraft geben oder Sie trösten. Beispiele: „Das schaff ich" oder „Ich bin gut, so wie ich bin."

Lächeln Sie sich innerlich zu, so als würden Sie einer lieben Freundin oder Ihrem Kind Mut machen wollen, und spüren Sie die wunderbare Wirkung. Alles entspannt sich in Ihnen und ein Gefühl von Zuversicht und Freundlichkeit sich selbst gegenüber kann sich entfalten. Dies hat erstaunlicherweise die gleiche Wirkung, als ob ein anderer Mensch uns aufmunternd zulächelt mit der Botschaft: Du bist o.k., ich mag dich!

Entwickeln Sie Dankbarkeit für Ihren Körper, der normalerweise alle Aufgaben und hoch komplexen Vorgänge selbstständig erfüllt und Ihnen schon so viele Jahre in diesem Leben dient.

Meditation

Der Begriff Meditation kommt aus dem Lateinischen („meditare") und bedeutet so viel wie „nachsinnen", „nachdenken", „in der Mitte verweilen" „in einem ausgeglichenen Zustand sein". In der Meditation soll der Geist zur Ruhe kommen, dadurch kann sich ein tiefer Entspannungszustand einstellen.

Sie versuchen dabei, die Gedanken – die normalerweise ständig aktiv sind – vorüberziehen zu lassen und richten die gesamte Aufmerksamkeit auf den Atem oder ein Mantra, auf Musik oder Klänge oder auf ein Objekt, z. B. eine Blume. Meditieren kann man am besten im Sitzen, aber auch Geh-Meditation ist sehr wirkungsvoll. Meditieren Sie regelmäßig, sind tiefe spirituelle Erfahrungen möglich, denn durch eine Veränderung der Gehirnwellen sind uns andere Bewusstseinszustände zugänglich.

Was kann Meditation bewirken?

- **Sie reduziert Stress und seelische Anspannung;**
- **senkt die Herzfrequenz und Bluthochdruck;**
- **stärkt das Nervensystem;**
- **schafft geistige Klarheit und Frieden;**
- **hilft, Geduld zu entwickeln;**
- **stärkt Gesundheit und Wohlbefinden;**
- **mindert Ärger und Frustration;**
- **verbessert unsere Beziehung zu unseren Mitmenschen;**
- **lässt uns unser Leben überprüfen;**
- **schenkt uns neue Sichtweisen;**
- **wappnet uns für den Alltag.**

In dem Übungsprogramm dieses Buches ist jeweils am Ende einer Energielenkung (siehe Seite 55) eine meditative Nachspürphase vorgesehen. Verbinden Sie sich darin ganz mit Ihrer Weiblichkeit und Ihren Empfindungen. Sie nehmen einfach „nur" wahr, was ist, ohne zu analysieren oder zu bewerten. Das ist Meditation.

Die Meditationszeit können Sie dabei beliebig verlängern. Sie können auch eine bestimmte Tageszeit, z. B. den Abend, als Tagesabschluss, zu Ihrer Meditationszeit machen. Regelmäßige Meditation wird Ihnen wunderbare Erfahrungen ermöglichen. Wenn das Thema Meditation Sie anspricht, halten Sie am besten Ausschau nach einer Meditationsgruppe in Ihrer Nähe, die sich regelmäßig unter Anleitung trifft.

Übung: Atem-Meditation

Nehmen Sie eine entspannte Sitzhaltung ein:

Einatmend fühle ich mich ruhig.
Ausatmend fühle ich mich leicht.
Wiederholen Sie die Sätze mit jedem Ein- bzw. Ausatmen, bis Sie sich ruhiger und leichter fühlen.

Übung: Meditative Visualisierungsreise

Kommen Sie in die Rückenlage (Savasana). Der Atem fließt ruhig und gleichmäßig durch die Nase ein und aus:
Rollen Sie Ihren Kopf sehr langsam von Seite zu Seite. Lassen Sie sich von der Erde tragen, spüren Sie, wie Ihr Körper sich zu entspannen beginnt und dabei allmählich schwerer wird. Sie haben das Gefühl, Ihr Körper sinkt in die Unterlage ein, wie in warmen, weichen Sand. Einatmend lassen Sie den Atem lichtvoll werden und nehmen Sie Leichtigkeit und Freude wahr. Ausatmend geben Sie alles Belastende und Schwere ab, an den Boden, die Erde (die Erde transformiert es). Lassen Sie dabei ein inneres Lächeln entstehen. Machen Sie auf diese Weise 10 bis 20 Atemzüge, bis Sie sich leicht, frei, freudig, durchlässig und ganz entspannt fühlen.
Nun reisen Sie durch Ihren Körper, lassen Sie sich Zeit und spüren Sie jeden Körperbereich in allen Einzelheiten. Ihr Atem fließt dabei ruhig und gleichmäßig. Beginnen Sie bei den Füßen, spüren Sie sie genau, dann die Zehen, Fersen, Ballen, Beine, den Beckenraum, Unterleib, entspannen Sie die Scheidenwände, die Ovarien, lassen Sie den Bauch locker, ebenso die Brust, den Rücken, die Wirbel, Brüste, Schultern, den Hals, Kopf ...

Spüren Sie am Ende nach und achten Sie auf Ihre Empfindungen. Wenn Sie gerne Musik hören, kann eine CD mit meditativer Musik der Entspannung förderlich sein.

Energielenkungen

Die Energielenkung ist das energetische Herzstück in diesem Programm. Mit dem lichtvollen Atem und unserer Mentalkraft (Konzentration) lenken wir die Energie (Prana) durch alle Chakras (Energiezentren) zu den gewünschten Bereichen (Drüsen und Organen), wo sie anregend und verstärkend wirkt.

Wenn die Energie abwärts gelenkt wird, geschieht dies mit der Ausatmung. Wird sie aufwärts gelenkt, wird dabei eingeatmet. Die Lenkung beginnt mit einer Zentrierung in der Mitte, am Ende erfolgt eine meditative Nachspürphase. Dadurch begleiten wir das Energiegeschehen mit unserer Aufmerksamkeit.

Am Ende der Einatmung (Atemfülle) aktivieren wir das Mula-Bandha (siehe Seite 44), verdichten und halten hier die Energie im Beckenboden und trainieren ihn auf diese Weise. (Siehe auch Beckenboden, Seite 75)

Der lichtvolle Atem bewegt die Energie, die mentale Kraft (Konzentration) lenkt die Energie dorthin, wohin wir sie haben wollen.

Übung: Energielenkung *(Kleiner Kreis zur Vorbereitung)*

Nehmen Sie eine stabile, bequeme Sitzhaltung ein oder üben Sie in Rückenlage mit aufgestellten Beinen.

1. Zentrieren Sie sich im Nabelbereich (Manipura-Chakra), massieren Sie diesen Bereich mit beiden Händen leicht im Uhrzeigersinn; massieren Sie die Eierstöcke, indem Sie ihrer Form folgen.
Einatmen (tief-heilsam), aktivieren Sie in der Atemfülle den Beckenboden (Mula-Bandha).
2. **Ausatmen**, lenken Sie die Energie (Prana) vom Nabelzentrum lichtvoll zu den Ovarien (Swadhisthana-Chakra), nehmen Sie hier die Energie konzentriert wahr, dabei
Einatmen, Atemfülle: Mula-Bandha
3. **Ausatmen**, lenken Sie die Energie (Prana) lichtvoll zum Beckenboden/Perineum (Muladhara-Chakra), nehmen Sie hier die Energie konzentriert wahr, dabei
4. **Einatmen**, lenken Sie die Energie lichtvoll zum Steißbein und wieder zurück zum Nabel, Atemfülle: Mula-Bandha
5. **Ausatmen**, lenken Sie die Energie lichtvoll zu den Ovarien ... (wie 2. und dann fortfahren)

Üben Sie auf diese Weise weiter, 3 bis 5 Kreise lang, bis Sie den Energiefluss deutlich spüren und alles schön durchwärmt ist.

Meditative Nachspürphase: Beenden Sie mit der Ausatmung den Energiekreis bei den Ovarien, legen Sie die Hände auf, spüren Sie nach und nehmen Sie wahr, wie energetisch aufgeladen Sie nun sind. Die ganze Aufmerksamkeit ist im Unterleib.

Bitte beachten: Mula-Bandha wird stets am Ende der Einatmung, in der Atemfülle, aktiviert und gehalten; während der Ausatmung (zu Beginn, in der Mitte oder am Ende, je nachdem, wie es Ihnen möglich ist) wird Mula-Bandha wieder gelöst.

Tipp: Wenn Sie noch wenig Yoga-Erfahrung haben, ist es vielleicht anfänglich nicht leicht, während der Übungspraxis immer wieder die Konzentration auf Mula-Bandha zu lenken, um hier zu aktivieren. Deshalb machen Sie sich bitte zuerst mit den Übungen im Abschnitt „Beckenboden" (siehe Seite 75) vertraut, um einen guten Kontakt zu diesem Bereich Ihres Körpers aufzubauen.

> **Lassen Sie den Atem allmählich immer lichtvoller werden. Visualisieren Sie, dass der Atem als Licht durch Ihren Körper strömt und seine heilende Kraft ausbreitet. Sie können mit einiger Übung das Strömen der Energie wahrnehmen und es immer mehr genießen.**

Wenn Ihnen die Energielenkung (Kleiner Kreis) geläufig ist, können Sie zur nächsten Stufe (Großer Kreis) übergehen und dann dabei bleiben. Sie wenden ihn bei den Übungen zu den jeweiligen Symptomen an und bei der „Serie zur Hormonbalance" (siehe Kapitel „Asanas – die Körperübungen").

Energielenkung (Großer Kreis)

Kommen Sie in eine stabile, bequeme Sitzhaltung oder üben Sie in Rückenlage mit aufgestellten Beinen. Der Ablauf 1 bis 3 ist genauso wie beim kleinen, vorbereitenden Energiekreis.

1. Zentrieren Sie sich im Nabelbereich (Manipura-Chakra), massieren Sie diesen Bereich mit beiden Händen leicht im Uhrzeigersinn; massieren Sie die Eierstöcke, indem Sie ihrer Form folgen.

Einatmen (tief-heilsam), aktivieren Sie in der Atemfülle den Beckenboden (Mula-Bandha).

2. **Ausatmen**, lenken Sie die Energie (Prana) vom Nabelzentrum lichtvoll zu den Ovarien (Swadhisthana-Chakra), nehmen Sie hier die Energie konzentriert wahr, dabei
Einatmen, Atemfülle: Mula-Bandha

3. **Ausatmen**, lenken Sie die Energie (Prana) lichtvoll zum Beckenboden/Perineum (Muladhara-Chakra), nehmen Sie hier die Energie konzentriert wahr.

4. **Einatmen**, lenken Sie die Energie (Prana) lichtvoll zum Steißbein und gleich weiter die Wirbelsäule entlang nach oben bis zum Scheitel (Sahasrara-Chakra, Zirbeldrüse), Atemfülle: Mula-Bandha

5. **Ausatmen**, lenken Sie die Energie (Prana) lichtvoll zur Stirn (Ajna-Chakra, Hypophyse), nehmen Sie hier die Energie konzentriert wahr, dabei
Einatmen, Atemfülle: Mula-Bandha

6. **Ausatmen**, legen Sie die Zungenspitze an den Gaumen und lenken Sie die Energie (Prana) lichtvoll über die Augen, Nase und Zunge zum Hals (Vishudha-Chakra, Schilddrüse), nehmen Sie hier die Energie konzentriert wahr, dabei
Einatmen, Zunge lösen, Atemfülle: Mula-Bandha und Jalandara-Bandha (siehe Seite 45)

7. **Ausatmen**, lenken Sie die Energie (Prana) lichtvoll zum Herz (Anahata-Chakra, Thymusdrüse), nehmen Sie hier die Energie konzentriert wahr, dabei
Einatmen, Atemfülle: Mula-Bandha

8. **Ausatmen**, lenken Sie die Energie (Prana) lichtvoll zurück zum Nabelzentrum und gleich weiter zu den Ovarien, nehmen Sie hier die Energie konzentriert wahr, dabei
Einatmen, Atemfülle: Mula-Bandha

Meditative Nachspürphase: Lassen Sie Ihre ganze Energie und Aufmerksamkeit im Unterleib; atmen Sie entspannt aus und ein, legen Sie Ihre Hände auf den Bereich der Ovarien und genießen Sie, wie energetisch aufgeladen Sie nun sind.

Wirkung: Das weibliche Drüsensystem und die körpereigene, natürliche Hormonproduktion werden angeregt und harmonisiert. Diese Aktivierung wirkt heilsam, sie vertieft die Atmung, fördert die Durchlässigkeit in den Energiebahnen und viel Prana kann aufgenommen werden.

Asanas – die Körperübungen

So üben Sie richtig

Bevor es losgeht, einige Tipps und Hinweise zur Vorbereitung, damit die Yoga-Übungen auch gelingen und Freude machen:

- Ein leerer Magen ist für die Yoga-Übung äußerst wichtig. Die letzte Mahlzeit sollte zwei bis drei Stunden zurückliegen. Ist es aber nicht anders möglich, essen sie nur etwas Leichtes, z. B. eine Banane, Yoghurt oder Müsli, und warten Sie dann wenigstens eine Stunde mit dem Üben.
- Lüften Sie Ihren Übungsraum, reinigen Sie Ihre Nase.
- Tragen Sie bequeme, dehnbare Kleidung ohne Gürtel, ohne Knöpfe im Brustbereich und legen Sie Uhr und Schmuck ab.
- Üben Sie möglichst barfuß und halten Sie Socken für die Entspannungsphasen bereit.
- Fordern, aber überfordern Sie sich nicht! Respektieren Sie Ihre (Schmerz-)Grenze. Wenn Sie Schmerz oder Druck wahrnehmen, gehen Sie langsam aus der Haltung heraus und entspannen Sie. Ein leichter Dehnungsschmerz ist erlaubt.
- Führen Sie alle Übungen locker und entspannt mit ruhigen, fließenden Bewegungen durch; der Atem führt die Bewegung. Wenn Sie länger in einer Haltung bleiben, atmen Sie ruhig und gleichmäßig weiter. Der Atem ist ein wichtiger Indikator und darf nie angehalten oder gepresst werden. Das wäre ein sicheres Zeichen dafür, dass es für Sie jetzt im Moment zu anstrengend ist. Gehen Sie, wenn Sie das merken, entweder eine Stufe zurück, bis Sie Er-

leichterung spüren, oder lösen Sie die Yoga-Haltung ganz auf. Vermeiden Sie abrupte Bewegungen.
- Hören Sie auf Ihren Körper, gehen Sie nur so weit in die Übung, wie Sie sich wohl fühlen. Im Vordergrund steht bei den Körperübungen, Körper und Geist über den Atem zu verbinden.
- Planen Sie am Ende des Programms Zeit für eine Schlussentspannung ein.

Wichtig: Durch das Programm wird der Östrogenspiegel vor allem in Verbindung mit aktivierender Bauchatmung und Energielenkungen im Allgemeinen angehoben. Bei hormonbedingten Erkrankungen halten Sie von daher bitte vor Übungsbeginn Rücksprache mit Ihrer Ärztin, Ihrem Arzt.

Nicht üben sollten Sie

- bei Fieber, akuten Schmerzen, Übelkeit;
- bei akuten orthopädischen Problemen (ärztlichen Rat einholen);
- führen Sie keine stark aktivierenden Bauchübungen aus, wenn Sie eine Spirale tragen.

Vorsicht ist auch geboten bei

- Umkehrübungen, bei denen der Kopf tiefer liegt als das Becken, und anderen anstrengenden Übungen während der Menstruation; eher vermeiden und keine aktivierenden Bauchübungen!
- Krampfadern und anderen Durchblutungsstörungen der Beine beim Fersensitz; weichen Sie evtl. auf eine andere Sitzhaltung aus.

- Netzhautablösung, hohem Blutdruck oder Herzleiden; Umkehrübungen meiden bzw. vorher Rücksprache mit Ihrer Ärztin, Ihrem Arzt halten.
- Nackenproblemen; nehmen Sie eine Decke zu Hilfe (Beschreibung siehe Seite 177)
- Vorwärtsbeugungen; führen Sie sie nicht bei akuter Wirbelsäulenproblematik oder akuten Ischiasbeschwerden aus.
- Rückbeugen; nicht ausführen bei einer Überfunktion der Schilddrüse, chronischen Wirbelsäulenbeschwerden und Hexenschuss.

Machen Sie am Ende jeder Einatmung eine kleine Atempause: die „Atemfülle", ebenso am Ende der Ausatmung: die „Atemleere". Diese kleinen Pausen unterstützen Sie dabei, Bewusstheit in Ihre Übungspraxis und Länge in Ihre Atemphasen zu bringen.

Hilfsmittel

- Yogamatte
- Meditationskissen
- Decke
- ein flaches Kissen für den Nacken
- evtl. 2 Kissen für die Schultern oder Leistenbeugen
- dicke Polsterrolle oder gerollte Decke

Grundhaltungen

Die folgenden Yoga-Stellungen kommen in diesem Programm häufig vor; sie sind die Grundlage und dienen auch der Vorbereitung für weiterführende Asanas.

Der Berg TADASANA

Der Berg ist Anfangs- und Endstellung bei allen Asanas im Stand.

Vorbereitung: Stehen Sie aufrecht, die Füße parallel, hüftgelenkbreit auseinander. Lassen Sie die Arme entspannt neben dem Körper hängen. Heben Sie die Zehen, spreizen Sie sie und legen Sie die Zehen lang gedehnt wieder ab, heben Sie die Fersen und setzen Sie sie wieder auf den Boden.

Der Berg: Verteilen Sie nun Ihr Körpergewicht gleichmäßig und verwurzeln Sie sich mit den Füßen wie ein Baum in der Erde. Drücken Sie die Großzehenballen, die Kleinzehenballen und die Fersen auf den Boden. Aktivieren Sie die Muskeln des Beckenbodens, um das Becken optimal aufzurichten.

Lassen Sie einen Impuls durch den Körper gehen, der Ihre Wirbelsäule von unten nach oben aufrichtet, schieben Sie die Schulterblätter sanft zusammen, heben Sie Ihr Brustbein, lassen Sie die Schultern sinken, die Arme sollten dabei entspannt bleiben, und dehnen Sie den Nacken sanft, indem Sie das Kinn etwas Richtung Kehle dehnen. Konzentrieren Sie sich auf einen Punkt und entspannen Sie die Augen. Stehen Sie so ruhig wie möglich. Fühlen Sie sich wie ein Berg, ruhig, zentriert, mit der Erde und auch mit dem Himmel verbunden.

Wirkung: Kräftigt die Füße, Beine und den Rücken, richtet die Wirbelsäule auf, entspannt die Schultern- und Nackenmuskeln, beruhigt das Nervensystem. Regelmäßige Übung verbessert Körperhaltung, Statik und Stabilität. Tadasana stabilisiert auch den Geist und verbessert die Konzentration.

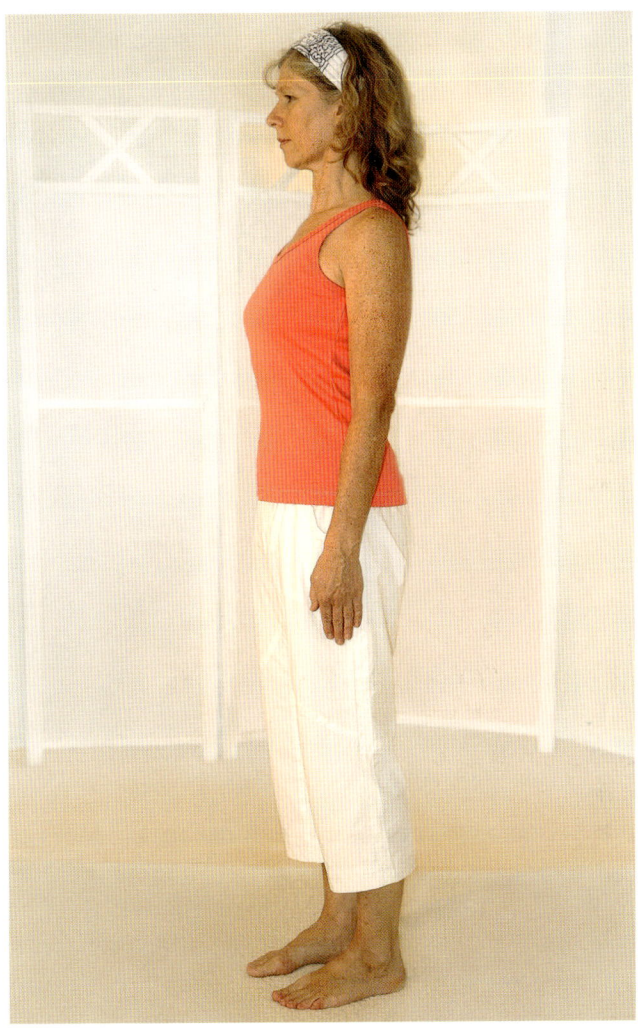

Tipp: Üben Sie Tadasana auch im Alltag, z.B. in Momenten, in denen Sie irgendwo warten müssen. So entwickeln Sie nach und nach eine gute Körperhaltung und beugen Rückenschmerzen vor.

Bequemer Sitz   MUKTASANA

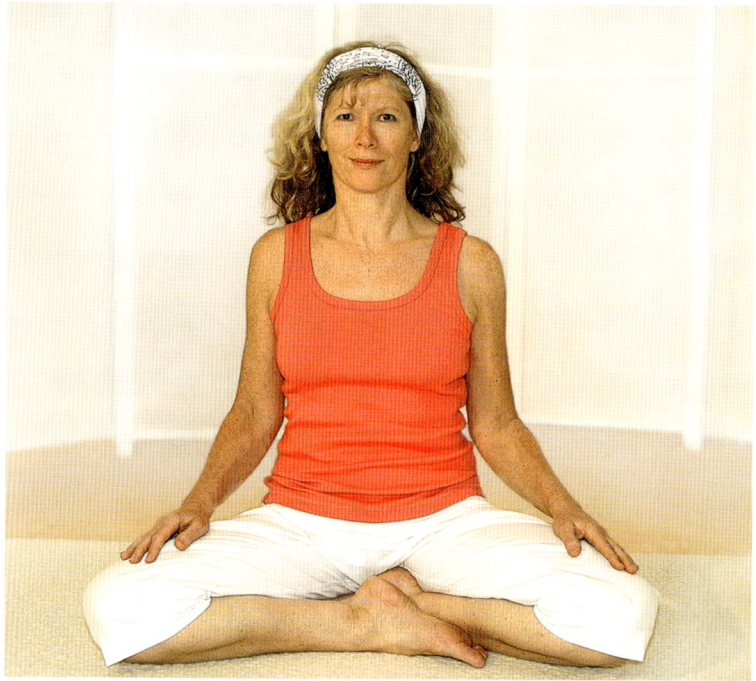

Kreuzen Sie die Unterbeine so, dass der rechte Fuß vor dem linken Fuß ruht. Spüren Sie Ihre Sitzknochen und richten Sie Ihre Wirbelsäule von unten nach oben auf, der Kopf ist aufgerichtet, der Nacken lang, die Hände ruhen auf den Knien, die Schultern entspannen. (Nehmen Sie evtl. ein Kissen als Unterlage.) Wechseln Sie die Beine auch einmal.

Stockhaltung DANDASANA

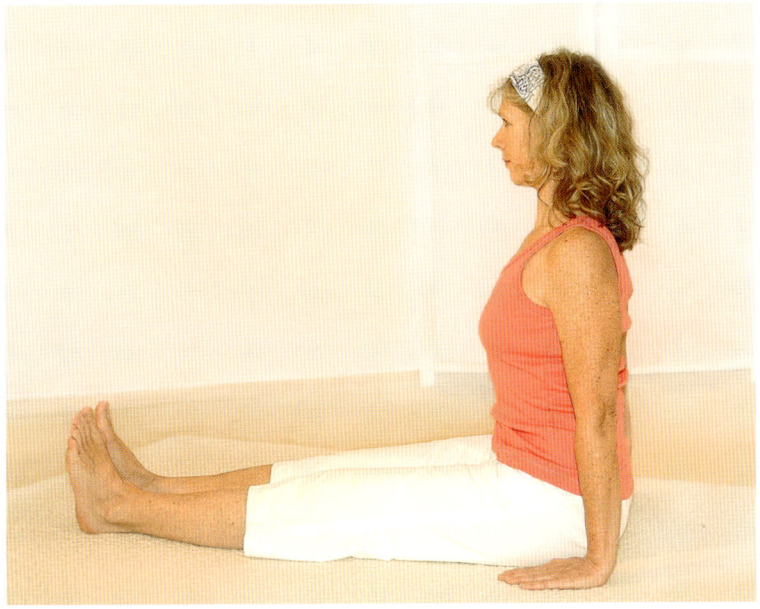

Setzen Sie sich mit aufgerichtetem Oberkörper auf den Boden, strecken Sie die Beine nach vorne aus und nehmen Sie wahr, ob Sie Ihre Sitzhöcker deutlich spüren; ziehen Sie evtl. die Gesäßbacken mit den Händen zur Seite, setzen Sie Ihre Hände neben dem Becken auf, dehnen Sie die Beine über die Fersen lang, wobei die Zehen nach oben zeigen. Richten Sie die Wirbelsäule vom Steißbein bis zum Hals auf, öffnen Sie den Brustraum, als ob Sie ins Hohlkreuz gehen würden, bis der Rücken gerade ist wie ein Stock. Richten Sie den Blick auf die Fußspitzen.

Wirkung: Kräftigt und dehnt die Rücken-, Beinmuskulatur und den Nacken.

Gurthaltung PATTASANA

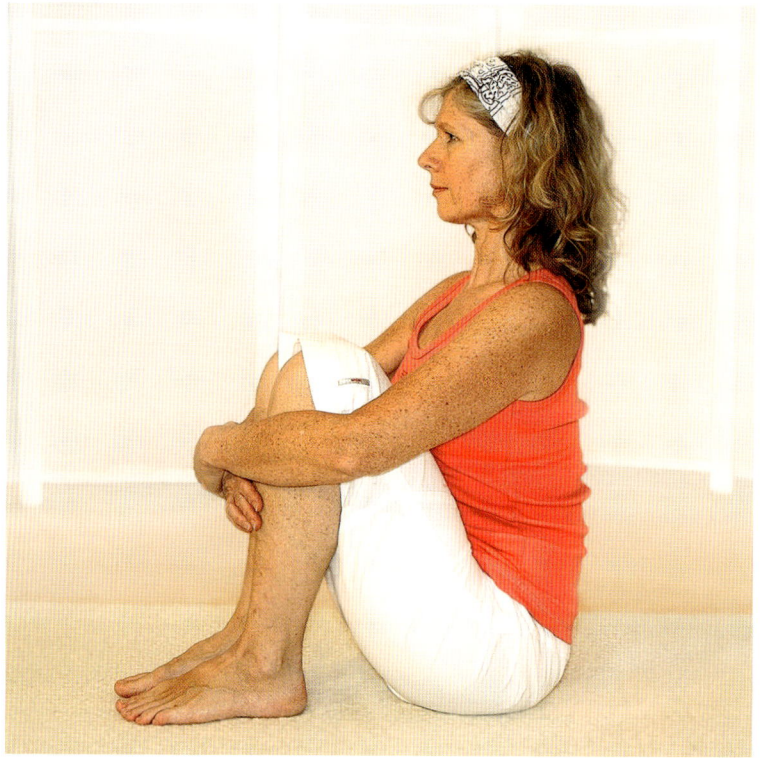

Setzen Sie sich mit aufgerichtetem Oberkörper auf den Boden, ziehen Sie Ihre Knie und Beine nah an den Leib, die Füße stehen vor dem Körper am Boden, Füße und Knie sind zusammen. Die Arme umschlingen die Beine unterhalb der Knie, die linke Hand fasst das Handgelenk der rechten Hand (die Arme sind das Symbol für den Gurt). Richten Sie Ihren Rücken lang von unten nach oben auf und erleben Sie den „Gurt" der Arme als Halt, der Sie stützt und eine gute Aufrichtung des Rückens ermöglicht. Dehnen Sie Ihren Nacken sanft, indem Sie das Kinn Richtung Kehle ziehen und entspannen Sie Ihre Schultern.

Wirkung: Der Rücken wird gedehnt und entlastet. Wenn Sie dabei tief in den Bauch atmen, werden die Unterleibsorgane und Agni, das Verdauungsfeuer, durch den starken Kontakt der Oberschenkel mit dem Bauch angeregt.

Tipp: Die Gurthaltung eignet sich gut auch als Ergänzung, falls Sie in einer anderen Sitzhaltung Rücken- oder Kniebeschwerden haben.

Für alle Sitzhaltungen gilt
- **gleichmäßiges Gewicht auf den Sitzhöckern;**
- **die Wirbelsäule von unten nach oben aufrichten;**
- **die Schultern sinken lassen, das Brustbein heben;**
- **den Nacken sanft dehnen, Gesicht, Augen, Kiefer, Zunge und Hals entspannt.**

Totenstellung SAVASANA

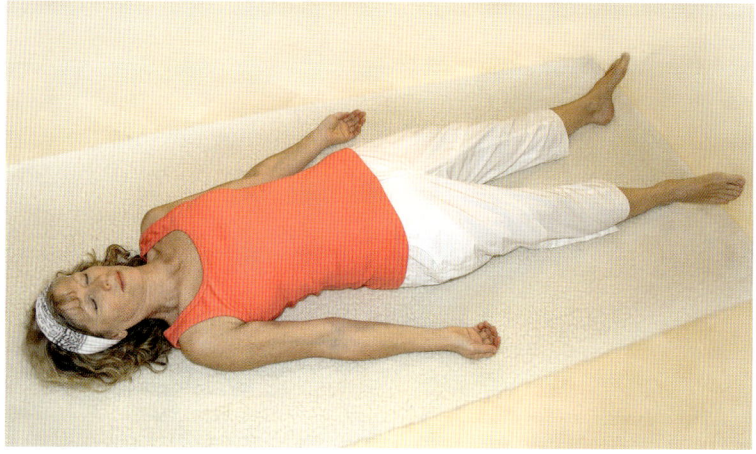

Legen Sie sich auf den Rücken, die Arme liegen mit etwas Abstand neben dem Körper, die Handinnenflächen zeigen nach oben. Die Beine sind etwas geöffnet, die Füße fallen locker nach außen. Sie können Ihre Beine oder Ihren ganzen Körper mit einer leichten Decke wärmen. Entspannen Sie nun alle Muskeln und richten Sie Ihre gesamte Aufmerksamkeit auf den Körper, auf die Stille, auf den Atem und auf Ihre Empfindungen. So werden auch allmählich die Gedanken ruhig und still. Wenn Sie gedanklich abschweifen, nehmen Sie das wahr und kehren Sie wieder zum Atem und zur Körperwahrnehmung zurück (zum Erlebnis der Stille). Üben Sie maximal 10 Minuten, damit Sie nicht schläfrig werden, sondern frisch und gestärkt sind.

Wirkung: Beruhigt die Nerven und das Herz, senkt den Blutdruck, verbessert den Schlaf, lindert Spannungs- und Angstzustände.

Tipp: Versuchen Sie, den Zustand von Stille und Präsenz im Körper auch im Alltag zu erleben, z. B. wenn Sie am Schreibtisch sitzen. Erleben Sie für ein paar Minuten die entspannende Ruhe, sie schenkt Kraft und hilft Ihnen, wieder bei sich anzukommen.

Vorbereitende Übungen – den Körper erwärmen und aufladen

Kommen Sie in die Bergstellung TADASANA (siehe Seite 64) Zentrierung: Führen Sie die „Tiefe Bauchatmung" aus und konzentrieren Sie sich dabei auf den Bereich des Nabels. 5- bis 10-mal (siehe Seite 31).

Füße federn

Heben Sie abwechselnd die Fersen, wobei Sie jeweils die Ballen und Grundgelenke der Zehen zum Boden drücken (federn), heben Sie einatmend die Arme über vorne, halten Sie sie einige Atemzüge waagerecht, während Sie weiter federn, heben Sie die Arme dann senkrecht, bleiben Sie wieder einige Atemzüge in Bewegung. Beenden Sie die Übung, indem Sie die Arme wieder sinken lassen und die Füße ruhig am Boden spüren.

Wirkung: Über die Fußsohlen wird der ganze Körper angeregt, diese Übung ist gut für die Venen und stimuliert den Beckenboden.

Körper-Welle

Lassen Sie die Arme hängen, die Schultern sind entspannt. Bewegen Sie Rücken und Wirbelsäule wie eine große Welle. Beginnen Sie beim Steißbein, ziehen Sie es nach unten, während Sie dabei etwas in die Knie gehen und dann das Becken nach vorne schieben. Lassen Sie die Bewegung langsam nach oben wandern und dabei fließend werden. Bewegen Sie wellenartig alle Bereiche Ihres Körpers und atmen Sie dazu tief. Machen Sie 5 bis 10 Wellen, mit Richtungswechsel.

Wirkung: Regt die Energie in der Wirbelsäule an, macht den Rücken und die Gelenke beweglich und geschmeidig, sodass die Energie (Prana) gut fließen kann.

Beckenkreisen

Legen Sie die Hände in die Taille, kreisen Sie das Becken, beim Ausatmen tönen Sie laut ein tiefes „O", 2-mal mit offenem Mund, 2-mal mit geschlossenem Mund (ist dann wie ein kraftvolles Summen), und legen Sie dabei die Zunge an den Gaumen. Mit Richtungswechsel.

Wirkung: Regt in Verbindung mit dem Tönen den Hypothalamus an, der ein Bindeglied zwischen Nervensystem und Hormonsystem ist.

Arme kreisen

Breiten Sie die Arme gestreckt zur Seite aus; zeichnen Sie aus den Schultern heraus mit beiden Armen Kreise. Kleine Kreise, die langsam größer werden. Mit Richtungswechsel.

Wirkung: Regt den Lymphfluss an, macht die Schultergelenke beweglich.

Oberkörper weiten

Heben Sie einatmend die Arme über die Seiten nach oben, geben Sie die Hände zusammen, verflechten Sie die Finger und strecken Sie beide Zeigefinger aneinandergelegt nach oben, dehnen Sie die Arme lang und kreisen Sie mit dem Oberkörper aus der Körpermitte (Bauchnabel) heraus, mit Richtungswechsel. Lassen Sie Ihren Kopf zwischen den Armen und bewegen Sie ihn mit, das Becken bleibt ruhig. Atmen Sie dabei tief, aktivieren Sie Ihren Beckenboden.

Wirkung: Gibt dem Brustraum, dem Rücken mit Wirbelsäule, Rippen und Schultern Weite und Flexibilität.

Lockerndes Schwingen

Breiten Sie die Arme über die Seite aus. Beugen Sie Ihre Ellbogen und legen Sie die Hände auf die Schultern, die Ellbogen sind gehoben und zeigen nach außen. Lassen Sie Ihren Oberkörper abwechselnd nach rechts und nach links schwingen und nehmen Sie den Kopf dabei mit. Atmen Sie zur einen

Seite ein und zur anderen Seite geräuschvoll durch den Mund aus (mit ha oder hu). Führen Sie das 5- bis 10-mal aus, lösen Sie dann die Hände von den Schultern und lassen Sie die Arme hin und her „fliegen" (pendeln), ebenfalls 5- bis 10-mal.

Wirkung: Lockert den ganzen Körper und bringt die Wirbelsäule in Schwingung

Bitte beachten: Wenn Ihnen bei dieser Übung schwindlig werden sollte, dann beenden Sie sie und spüren mit geöffneten Augen nach.

Nabelmassage zur Zentrierung

Massieren Sie mit Ihren Fingerkuppen den Nabel im Uhrzeigersinn, zuerst in kleinen Kreisen nah um den Nabel herum, dann werden Sie langsam etwas größer. Konzentrieren Sie sich liebevoll auf Ihr Zentrum und verankern Sie dort Ihre Energie, so erleben Sie dann die nachfolgenden Übungen mehr „aus der Mitte heraus". Das hat eine schöne Qualität und große Auswirkungen auf Ihre Empfindungen.

Tipp: Sie können die Nabelmassage auch in Ihr Früh- oder Abendprogramm bei der Körperpflege mit einbauen. Sie regt an, zentriert und ist besonders angenehm und effektiv, wenn Sie dabei Massageöl verwenden.

Wirkung dieser vorbereitenden Serie: Der ganze Körper wird angeregt und erwärmt. Sie werden frisch, geschmeidig, zentriert und aufmerksam.

Symptomspezifische Übungen

Hinweis: Am Ende der symptomspezifischen Übungen folgt stets die „Sequenz zur Hormonbalance". Sie aktiviert die Energie in den Ovarien, bringt die Energie in Bewegung und stimuliert die weiblichen Drüsen.

Beckenbodenschwäche

Affirmation: „Meine Basis ist stabil und nährt mich."

Dem Beckenboden habe ich in diesem Programm besondere Bedeutung eingeräumt, da er ein wichtiges Energiezentrum ist und die Basis unseres Körpers darstellt. Dabei geht es sowohl um physische als auch um energetische Bereiche. In gutem Kontakt zu dieser äußerst wichtigen Region zu stehen verbindet uns mit unserer urweiblichen Kraft, Wahrnehmung und Sexualität. Bewusst können wir uns hier öffnen und auch wieder verschließen, um die entfaltete Energie im Körper zu bewahren. Die folgenden Übungen werden Ihnen dabei helfen, Ihr „Kraftzentrum" zu erfahren und zu spüren. Dieser Bereich steht für Überleben, Instinkte, Urvertrauen, Stabilität, Durchsetzungsfähigkeit, Erdverbundenheit, Gebären und Leben spenden. Hier ist auch der Sitz des Basis- oder Wurzel-Chakras, in dem sich unsere Vital-Energie sammelt.

Der Beckenboden – Kraft und Lebendigkeit aus der Mitte

Der Beckenboden besteht aus drei übereinanderliegenden Muskelschichten und aus einem komplizierten Geflecht von

Muskelfasern, das den Beckenraum nach unten abschließt. Diese Verflechtung nach allen Seiten ergibt ein straffes, aktives Netz für die inneren Organe.

Die äußere Schicht verbindet bei der Frau Anus und Vagina. Die mittlere Schicht trägt die Blase und Gebärmutter. Die innere Schicht bringt Steißbein mit Schambein zusammen, ist angebunden an die Hüftmuskulatur an und sorgt für einen aufrechten Gang.

Wir haben hier also ein wunderbares Kraft- und Energiezentrum – wenn es ausgebildet und trainiert ist! Wie alle Muskeln können diese jedoch auch erschlaffen und dabei besonders Frauen in der Lebensmitte leidige Probleme bereiten. Schwangerschaften, Geburten und Bindegewebs-Konstellation tragen ebenso wie Übergewicht zu einer Schwächung der Beckenbodenmuskulatur bei.

Leider ist auch heute noch vielen Frauen der Beckenboden wenig vertraut. Das kann in der Erziehung begründet sein, wenn Ausscheidungs- und Geschlechtsorgane tabuisiert wurden. Spätestens jedoch vor oder in den Wechseljahren wird es äußerst wichtig, den Beckenboden zu trainieren, da er für die Gesundheit eine große Rolle spielt.

Der wunderbar sinnreich strukturierte Aufbau des Beckenbodens hilft, folgende wichtige Aufgaben zu erfüllen:

Die Aufrichtung unseres Körpers

Eine schwache Muskulatur in diesem Bereich kann dazu führen, dass Wirbelsäule, Rücken, Schultern und Nacken ohne die wichtige Unterstützung von der „Basis" überfordert sind und sie dadurch mit Verspannungen und Schmerzen reagieren.

Stützfunktion der inneren Organe

Da die Eingeweide durch die Schwerkraft nach unten sinken, müssen sie von unten gestützt werden. Gerade mit fortschreitendem Alter fordert diese mechanische Dauerbelastung das Gewebe. Für eine Schwangerschaft und lustvollen Sex brauchen wir einen elastischen und kraftvollen Beckenboden.

Ausscheidungskontrolle

Die Öffnungen von Harnröhre, Scheide und Enddarm sind in das Beckenbodenmuskulatur-System eingebunden. Sie haben in der Beckenbodenmuskulatur ihren Ausgang über feste Ringmuskeln und werden darüber auch verschlossen.

Der trainierte Beckenboden wirkt wie ein Fundament für einen gesunden Rücken. Die tief liegenden Hüft-, Bauch- und Rückenmuskeln bilden zusammen mit dem trainierten Beckenboden ein flexibles Stützkorsett. Diese Konstellation unterstützt den Rücken, schafft den einzelnen Wirbeln und den Bandscheiben mehr Bewegungsraum, entspannt die Schultern und den Nacken bis hinauf zu den obersten Halswirbeln.

Ein vitaler Beckenbereich, frei von Blockaden, ist von unschätzbarer Bedeutung: Zahlreiche Nervenbahnen und Lymphgefäße durchziehen den Beckenboden, und die Muskelgeflechte stehen mit dem ganzen übrigen Körper in Verbindung. Alle Haupt-Meridiane laufen durch diesen Bereich, sie leiten Lebensenergie in die Organe. Eine Schwächung oder ein Stau in diesem Bereich blockiert den belebenden Energiefluss. Dabei werden die Versorgung der Organe und des Gehirns ebenfalls in Mitleidenschaft gezogen. Schwäche und

Gebrechlichkeit im Alter haben oft hier ihre Ursache, wenn der Tonus der Schließmuskeln wegen mangelndem Training nachlässt.

Die Folgen eines untrainierten, schwachen Beckenbodens sind

- Rückenleiden, Fehlhaltungen, Verspannungen der Schultern, Knieprobleme;
- chronisch verspannter Schulter- und Halswirbel-Bereich;
- Senkung von Gebärmutter und Blase;
- Hämorrhoiden;
- Schwäche der Schließmuskulatur (Harninkontinenz, Sphinktorschwäche).

Diesen typischen Beschwerden kann mit einem gezielten Beckenbodentraining vorgebeugt und entgegengewirkt werden.

Die Vorteile eines trainierten Beckenbodens sind

- **bessere Gesundheit und mehr Energie;**
- **ein aktiver Beckenboden entlastet den Rücken;**
- **besseres Körpergefühl und aufrechte Körperhaltung;**
- **federnder Gang;**
- **schwaches Bindegewebe wird unterstützt;**
- **mehr Lebensfreude mit einer stabilen, unterstützenden Mitte;**
- **urweibliche Empfindsamkeit;**
- **lustvoller Sex;**
- **kraftvoll und selbstbewusst durchs Leben gehen.**

Kontakt zur Basis urweiblichen Empfindens entwickeln

Lassen Sie uns nun mit Hilfe der folgenden Übungen die drei Schichten des Beckenbodens kennenlernen.

Bitte bei allen Übungen beachten: Nicht die Po- oder Oberschenkelmuskulatur anspannen. Eine leichte Anspannung der Bauchmuskulatur gehört dazu, achten Sie aber bitte darauf, dass diese wirklich nur leicht und nicht zu fest ist, sonst kann der Beckenboden nicht richtig „arbeiten".

Übungen:

Die äußere Schicht

Nehmen Sie die Rückenlage ein und stellen Sie die Beine locker auf.
    Stellen Sie sich gedanklich vor, Sie würden urinieren und den Strahl dann unterbrechen: anspannen-entspannen.
    Stellen Sie sich dann vor, Sie hätten Stuhlgang und hielten ihn zurück: anspannen-entspannen.
    Haben Sie es bemerkt? Beide Schließmuskeln spannen sich gemeinsam an. Sie sind über eine Ringmuskulatur in der Form einer Acht miteinander verbunden. Trotzdem spüren Sie wahrscheinlich den einen Muskelbereich deutlicher als den anderen, das ist normal und richtig. Dazwischen liegt der Damm (Perineum). Versuchen Sie, auch diesen Bereich zu spüren und mit einzubeziehen. Üben Sie so lange, bis Sie ihn gut wahrnehmen können, vielleicht braucht es etwas Geduld.

Mittlere Schicht

Nehmen Sie die Rückenlage ein und stellen Sie die Beine auf.

Spüren Sie die beiden Sitzhöcker mit den Fingern und berühren Sie sie mit den Fingerspitzen, spannen Sie jetzt die äußere Muskelschicht an und ziehen Sie dabei beide Sitzhöcker gefühlvoll zusammen, d.h., die Höcker bewegen sich aufeinander zu.

Innere Schicht

Nehmen Sie die Rückenlage ein und stellen Sie die Beine auf.

Machen Sie einen leichten Hohlrücken, atmen Sie ein, und spannen Sie während der Ausatmung die äußere und die mittlere Schicht des Beckenbodens an, drücken Sie dabei gleichzeitig den unteren Rücken gegen den Boden und heben Sie etwas das Steißbein. Nehmen Sie Ihren Rücken in seiner ganzen Länge wahr und versuchen Sie, ein Gefühl von „Kraft aus der Tiefe" wahrzunehmen, auch mit Ihrer Vorstellungskraft. Stellen Sie sich vor, Sie hätten tief in Ihrem Inneren einen roten Energieball, der durch die Aktivierung des Beckenbodens massiert, erwärmt und belebt wird. Durch diese „Massage" gibt er langsam die in ihm schlummernde Energie frei und stellt sie Ihrem Körper und den weiblichen Organen zur Verfügung. Sammeln Sie so Ihre ganze Konzentration im Beckenboden und achten Sie auf Ihre Empfindungen.

Bitte beachten: Die innere Schicht des Beckenbodens ist am schwierigsten zu erspüren, deshalb ist es wichtig, dass Sie Ihre Vorstellungskraft und Konzentration mit einsetzen, dann kommen die Empfindungen bald dazu. Wenn Ihnen Beckenbodentraining bisher fremd war, dann kann es ein paar

Wochen dauern, bis Sie ein deutliches Gefühl und eine klare Wahrnehmung für diesen Bereich entwickeln. Aber bleiben Sie beharrlich, es lohnt sich!

Sie brauchen die hier beschriebenen Muskelkontraktionen für Mula-Bandha (s. Seite 44) und für die Energielenkung in diesem Programm.

Mula-Bandha, der „Wurzelverschluss", ist sowohl aktives Beckenbodentraining als auch die Technik, um die Energie im Körper zu integrieren. Deswegen ist dieses Training im Yoga einerseits ein muskuläres, andererseits geht es genauso um eine energetische Wirkung, die sich mithilfe der Konzentration in den tiefen Schichten des Beckenbodens und des Körpers vollzieht.

> **Es ist sinnvoll, zunächst die Muskelanspannung mit der Ausatmung zu verbinden, denn das Zwerchfell geht dabei nach oben und gibt Raum für die Beckenbodenmuskulatur, die sich dann nach innen wölben kann.**

Wenn Sie bereits eine gute Wahrnehmung des Beckenbodenbereichs entwickelt haben und wissen, was aktiviert wird, bietet die folgende Verbindung aus Yoga-Atmung und Beckenbodentraining eine sehr gute Möglichkeit, Übung und Atem sinnvoll zu vereinen.

Yoga-Atmung mit Mula-Bandha

Aktivieren Sie am Ende der Einatmung den Beckenboden (Mula-Bandha), halten Sie die Anspannung während der Ausatmung und lösen Sie sie langsam gegen Ende der Ausatmung wieder. Im Laufe Ihrer Übungspraxis werden sich Ihre Empfindungen für die Haltephase und die Energie deutlich verbessern. Diese spezifische Verbindung wird dann in den Energielenkungen angewandt (siehe Seite 55).

> **Da in den Wechseljahren die Durchblutung im Beckenboden manchmal schwächer wird, kann es sein, dass Sie beim Üben zunächst den Beckenboden wenig spüren. Es ist auch möglich, dass der Beckenboden einfach verspannt ist, dann hilft Wärme. Setzen Sie sich 5 bis 10 Minuten auf eine Wärmflasche oder ein erwärmtes Dinkelkissen oder nehmen Sie ein Bad. Das regt die Durchblutung an. Wahrscheinlich fallen Ihnen die Übungen danach leichter, und Sie können alles deutlicher fühlen.**

Übungen/Asana:

Die kleine Beckenwelle, die allmählich in **die Schulterbrücke** *übergeht*

Kommen Sie in die Rückenlage und stellen Sie die Beine hüftbreit auf, die Arme liegen neben dem Körper.

Rollen Sie zuerst Ihr Becken sanft vor und zurück und bleiben Sie ganz entspannt.

Einatmend machen Sie einen leichten Hohlrücken, ausatmend drücken Sie die Fersen gegen den Boden und heben Sie die Zehen. Aktivieren Sie den Beckenboden, drücken Sie den unteren Rücken zum Boden. Wiederholen Sie dies 3- bis 5-mal.

Anschließend heben Sie mit der Ausatmung das Becken etwas, ansonsten bleibt der Ablauf gleich, lassen Sie die Füße jetzt am Boden, alle Zehenballen und die Fersen sind in festem Bodenkontakt, drücken Sie die Knie nicht auseinander oder zusammen, die Knie- und Fußgelenke sollten übereinander sein.

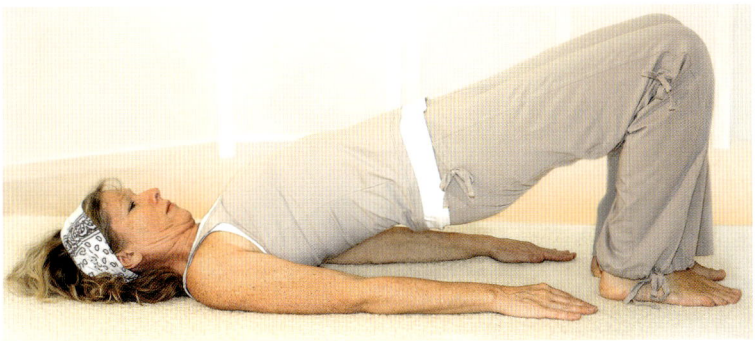

Mit jeder Ausatmung heben Sie das Becken etwas höher und aktivieren Sie dabei jedesmal den Beckenboden, kommen Sie einatmend wieder zurück in die Grundstellung.

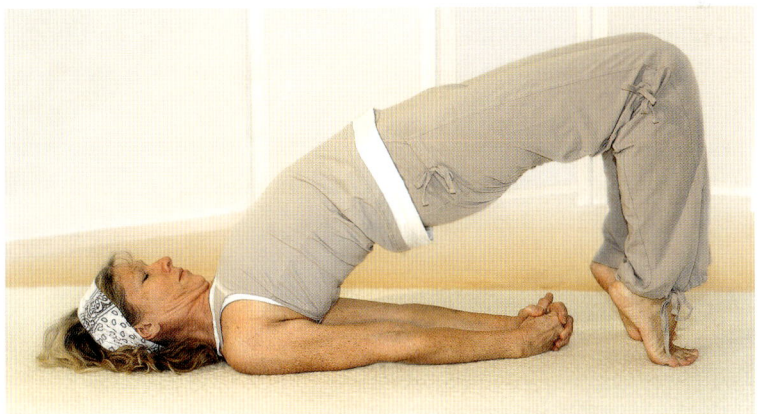

Wenn dann Ihr oberer Brustraum in einem weiten Bogen ist, verflechten Sie die Finger hinter dem Rücken, drücken Sie die Arme gestreckt zum Boden, die Schultern werden schmal, das Kinn zieht Richtung Kehle, der Nacken ist lang. Sie sind in der Endstellung der Schulterbrücke ankommen, verweilen Sie darin einige Atemzüge.

Heben Sie dann die Fersen (außer Sie neigen zu Krämpfen in den Waden) und rollen Sie Wirbel für Wirbel von oben nach unten zurück, lösen Sie die Fingerhaltung, kommen Sie in die Rückenlage, senken Sie die Fersen und spüren Sie nach.

Gummiband

Kommen Sie in eine Sitzhaltung (auf einem Stuhl oder Kissen) oder nehmen Sie die Rückenlage mit aufgestellten Beinen ein.

Gehen Sie wie oben beschrieben in Kontakt mit den drei Muskelschichten. Stellen Sie sich vor, dass sowohl die beiden Sitzbeinhöcker als auch Steißbein und Schambein jeweils mit einem Gummiband verbunden sind. Versuchen Sie nun, die zwei Gummibänder ausatmend nach innen zu ziehen, also zu verkürzen, und einatmend wieder auseinanderzuziehen. Stellen Sie sich vor, wie sich die beiden Sitzbeinhöcker aufeinander zu bewegen und auch Steißbein und Schambein sich näher kommen. Sie brauchen Ihre volle Konzentration dazu, dann wird es gelingen.

Variation (Übungsreihe)

1. Teil: Kommen Sie in den Stand TADASANA (siehe Seite 64). Bringen Sie das Becken in die richtige Haltung: Ziehen Sie

das Steißbein nach unten und vorne und richten Sie den Rücken auf (Hohlkreuz unbedingt vermeiden, Sie ziehen sonst die innerste Beckenbodenschicht in die Länge, die dadurch Kraft verliert). Drücken Sie die Knie nicht durch, sondern lassen Sie die Kniegelenke „weich", entspannen Sie die Schultern und den Nacken und heben Sie das Brustbein etwas. Drücken Sie Großzehenballen, Kleinzehenballen und die Fersen gleichzeitig gegen den Boden. Legen Sie eine Hand auf den Lendenwirbelbereich und die andere auf den Unterbauch. Schaukeln Sie Ihr Becken vor und zurück und spannen Sie mit der Vorwärtsbewegung ausatmend immer den Beckenboden an.

2. Teil: Üben Sie als Nächstes die „Gummiband"-Übung. Beachten Sie hier bitte besonders, dass Sie Ihre Knie leicht beugen. Verstärken Sie die Übung mental, indem Sie Ihren Geist mitarbeiten lassen: Spannen Sie bewusst den Beckenboden an, spüren Sie alles ganz genau.

3. Teil: Ziehen Sie nun die Fersen abwechselnd hoch (federn) und drücken Sie die Zehenballen und die Zehengrundgelenke fest gegen den Boden, lassen Sie Schultern und Nacken dabei entspannt. 10- bis 20-mal wiederholen; diese Übung ist auch gut für die Venen.

Wirkung: Trainiert den Beckenboden und die Venen, fördert das Körperbewusstsein.

Schmetterling   BHADRASANA mit 3 Bandhas

1. Teil: Kommen Sie in die Sitzhaltung, spüren Sie beide Sitzhöcker, winkeln Sie die Knie an und bringen Sie die Fußsohlen zusammen, die Fersen sind möglichst nah am Körper. Fassen Sie mit beiden Händen die Zehen, lassen Sie den Rücken lang und bewegen Sie die Knie rasch und gleichzeitig auf und ab (flattern). Anschließend dehnen Sie die Knie abwechselnd nach links und rechts Richtung Boden. (s. Foto S. 119)

2. Teil: Setzen Sie nun die Fingerkuppen hinter dem Körper schulterbreit auf, atmen Sie tief ein und heben Sie das Brustbein, dehnen Sie den Nacken, Blick geradeaus gerichtet. In der Atemfülle setzen Sie die Fingerkuppen vor Ihnen schulterbreit auf, lassen Sie Rücken und Nacken lang und atmen Sie kräftig durch den Mund aus.

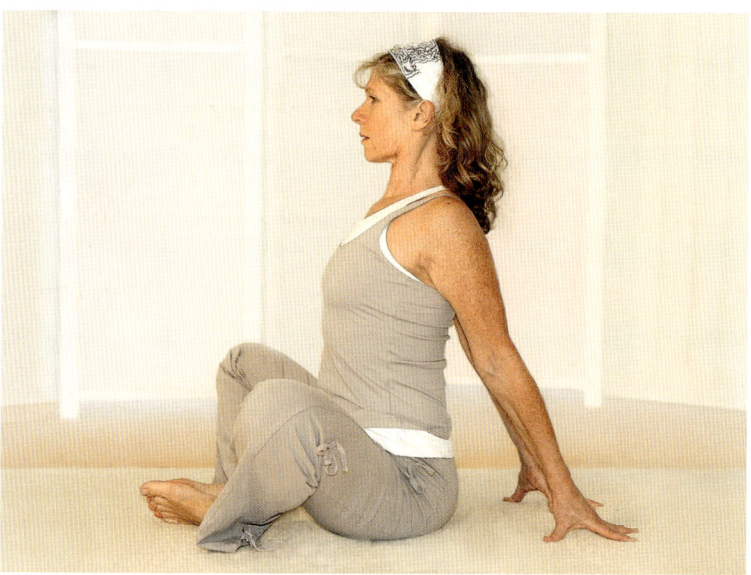

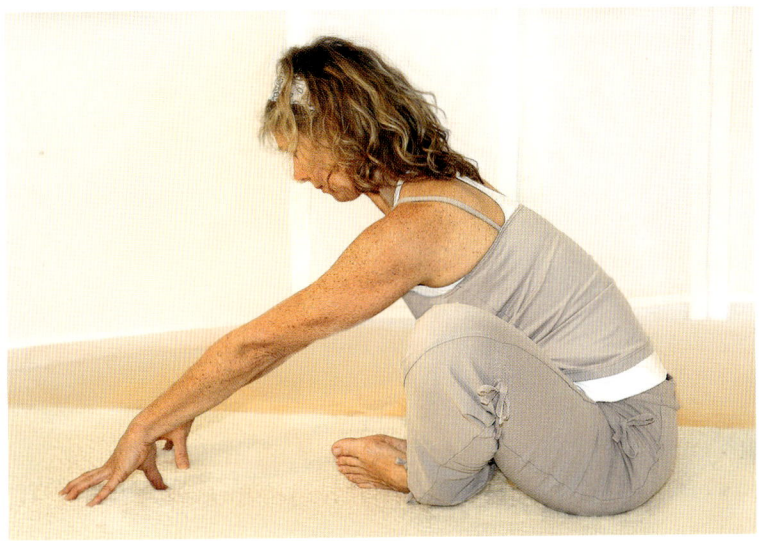

In der Atemleere aktivieren Sie die 3 Bandhas: Mula-Bandha, Uddiyana-Bandha und Jalandhara-Bandha (Beschreibung, siehe Seite 43f.), dann entspannen Sie den Bauch, heben das Kinn und atmen wieder ein. Wiederholen Sie den zweiten Teil 3- bis 5-mal. Entspannen Sie anschließend in einer Haltung, in der Sie sich wohlfühlen.

Wirkung: Trainiert über die drei Bandhas den Beckenboden, die Bauchorgane; dehnt Rücken und Wirbelsäule, vertieft den Atem, fördert die Flexibilität in den Hüftgelenken und harmonisiert die sexuelle Energie.

Sequenz zur Hormonbalance

Setzen Sie sich in einer bequemen Haltung auf ein Kissen und machen Sie 10- bis 15-mal die aktivierende Bauchatmung oder die Feuer-Atmung (siehe Seite 37). Führen Sie anschließend die Energielenkung durch (siehe Seite 55f.).

Kommen Sie dazu in die Rückenlage, in dem Sie Ihr rechtes Knie mit den Händen fassen, das Kinn Richtung Kehle dehnen und langsam Wirbel für Wirbel zurückrollen, stellen Sie die Beine auf und lehnen Sie die Knie aneinander.

Nach der Energielenkung reiben Sie ihre Hände, bis sie warm sind und legen Sie sie auf den Bereich der Ovarien. Kommen Sie in ein meditatives Nachspüren und wiederholen Sie innerlich mehrmals die Affirmation.

Affirmation: „Heilende Energie durchströmt meinen Körper und jedes Organ."

Wirkung: Die Atemübung aktiviert die Energie in den Ovarien, die anschließende Energielenkung bringt die Energie in Bewegung und lenkt sie in die Bereiche der weiblichen Drüsen und stimuliert diese.

Unterstützendes

- Laufen Sie so oft wie möglich barfuß! Füße, die ohne Einengung richtig bewegt werden, aktivieren den Beckenboden. Yoga wird ebenfalls barfuß ausgeübt. Wenn Ihre Füße zu Beginn des Übens kalt sind, dann ziehen Sie Socken an. Nach erwärmenden Fußübungen mit Beckenbodentraining, können Sie meist auf die Socken verzichten.
- Bewegen Sie sich weiblich und selbstbewusst: Ein federnder Gang kann zur guten Gewohnheit werden und wirkt gesundheitsfördernd, wenn Sie dabei über den gan-

zen Fuß von der Ferse beginnend abrollen und sich dann mit den Ballen, hauptsächlich den Großzehenballen, abdrücken und den Beckenboden anspannen. Auf diese Weise können Sie ständig Ihren Beckenboden trainieren. Am Anfang, zum Üben und Lernen, kann man ruhig übertreiben, später sieht man nur einen schönen, federnden Gang!
- Schwimmen ist ein wunderbares Training. Sie verbinden das sinnliche Gefühl im Wasser mit Bewegungsabläufen, die besonders auch dem Beckenboden zugutekommen.

Stellen Sie sich vor, Sie sind am Meer und laufen am Strand. Dadurch, dass die Ferse im Sand etwas einsinkt, müssen Sie sich mit Hilfe des Beckenbodens aus dem Sand „herausheben". Sie drücken dabei die Fußballen deutlich zum Boden. Probieren Sie das auch in Ihrem nächsten Urlaub aus!

Rückenschmerzen und Gelenkprobleme

Affirmation: „Beweglich, kraftvoll und aufrecht gehe ich durchs Leben."

In der Lebensmitte sind Rückenschmerzen weit verbreitet. Zirka siebzig Prozent der Bundesbürger haben oder hatten bereits Schmerzen im Bereich des Rückens, oft verbunden mit Gelenkproblemen.

Ursache sind meistens Fehlbelastungen (z. B. durch ständiges Sitzen), Haltungsschwächen und Bewegungsmangel. Die Folgen sind einseitige Muskelbeanspruchungen, die wiederum zu Verspannungen führen. Oft beeinträchtigen diese auch die Regenerierungsfähigkeit der Bandscheiben erheblich, denn für die Ernährung der Bandscheiben und unserer Gelenkknorpel brauchen wir Bewegung.

Neueste Studien haben gezeigt, dass es für unseren Rücken vor allem wichtig ist, die innere, tief liegende Muskulatur zu trainieren. Erst dadurch wird die enge Verkettung der Muskulatur aufgebaut, und die Muskeln wirken gut zusammen. Die Beckenbodenmuskulatur, die äußeren Rückenmuskeln und die tiefen Bauch- und Rückenmuskeln ergänzen sich in einer engen Verbindung zur Wirbelsäule. So erhält der Rücken aus dem Inneren heraus eine lebendige, ausbalancierte Stütze. Der Schwerpunkt vieler Trainingsmethoden liegt aber meist eher auf den äußeren, kräftigen und schweren Muskeln, ist damit unausgewogen und birgt die Gefahr einer einseitigen Überlastungs-Beanspruchung.

Yoga – Vielseitiges Bewegungstraining plus Hormonbalance

Mit Hilfe vielseitiger und regelmäßiger Bewegungsabläufe bleiben Muskulatur und Gelenke leistungsfähig und belastbar und können ihre Aufgaben erfüllen. Yoga bietet diese Vielfältigkeit und kann so einseitige Alltagsbelastungen ausgleichen.

Vor- und Rückbeugen, Seitbeugen, Stützhaltungen, spiralige Drehbewegungen für die Wirbelsäule, kräftigende Haltungen aus einer vorhergehenden Dehnung heraus, in Verbindung mit einem tiefen, sauerstoffzuführenden Atemtraining bilden eine kaum ersetzbare Grundlage dafür, Rücken- und Gelenkschmerzen auf Dauer vorzubeugen. Die Übungen mobilisieren auch die Wirbelgelenke und verhindern haltungsbedingte Blockaden. Auch bereits vorhandene Beschwerdebilder verbessern sich im Allgemeinen nach einem regelmäßigen Yoga-Programm und verschwinden nicht selten ganz.

Durch die Kombination aus Yoga-Übungen, Haltungen, Atemtraining und Energielenkung aktivieren Sie Ihren Rücken und Ihre Gelenke und bringen Ihre Hormone in Balance.

Übungen/Asanas:

Mondserie für Beweglichkeit von Wirbelsäule und Rücken

Vorbereitung: Stehhaltung TADASANA (Beschreibung siehe Seite 64)

Zentrierung: Führen Sie 5- bis 10-mal die tiefe Bauchatmung durch (siehe Seite 31) und konzentrieren Sie sich auf Ihre Körpermitte, den Nabelbereich.

Führen Sie 5- bis 10-mal die Körper-Welle aus (siehe Seite 72).

Mondserie: Heben Sie einatmend Ihre Arme gestreckt über die Seiten und legen Sie über dem Kopf die Handflächen zusammen. Atmen Sie langsam aus und beugen Sie sich nach rechts. Kommen Sie einatmend wieder zur Mitte, beugen Sie sich ausatmend nach links und kommen Sie einatmend wieder zur Mitte.

Atmen Sie in der Mitte aus und beugen Sie sich einatmend zurück, öffnen Sie dabei Ihren Brustraum weit und schauen Sie zur Decke, beugen Sie sich ausatmend nach vorne, nicht zu tief, wie eine Mondsichel, und kommen Sie einatmend wieder zur Mitte zurück. Wiederholen Sie diesen Ablauf 2- bis 3-mal.

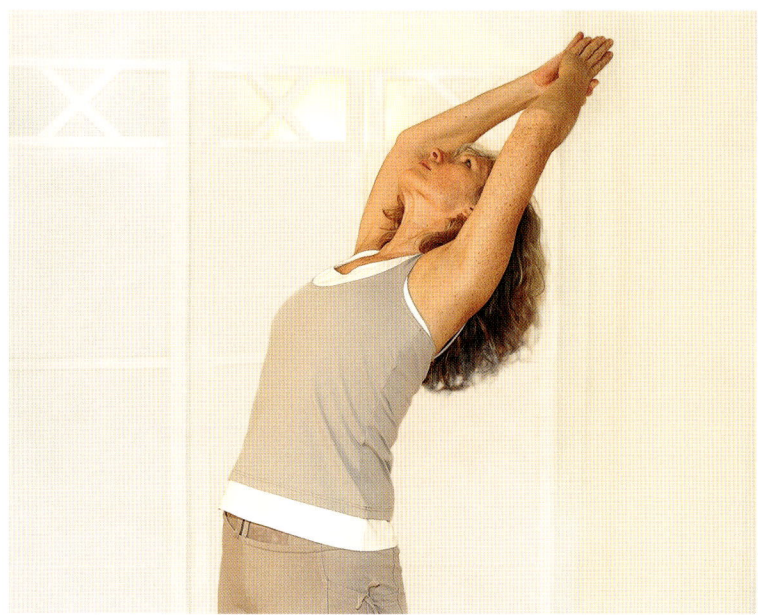

Lassen Sie anschließend die Arme mit der Ausatmung weder über die Seiten zurück neben den Körper sinken und entspannen Sie von innen heraus Ihre Schultern.

Heben Sie einatmend wieder Ihre Arme und legen Sie über dem Kopf die Fingerspitzen aneinander, lassen Sie die Arme leicht gerundet und die Finger geöffnet, so symbolisieren Sie den Vollmond. Bringen Sie die Füße in etwas größeren Abstand zueinander, und kreisen Sie Ihr Becken 3-mal rechts und 3-mal links herum. Atmen Sie dabei tief ein und aus, und lassen Sie den Oberkörper ganz ruhig, während Sie das Becken bewegen. Summen Sie mit der Ausatmung; legen Sie Ihre Zunge an den Gaumen, das verlängert den Atem und regt in Verbindung mit dem Tönen den Hypothalamus an, ein wichtiges Bindeglied zwischen Nervensystem und Hormonsystem.

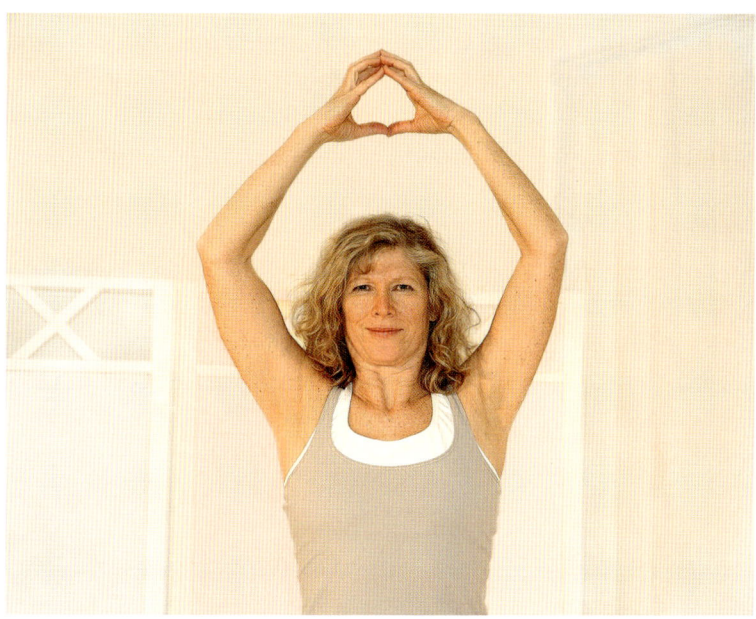

Schließen Sie die Beine wieder etwas, Arme und Hände bleiben in der Haltung, und kreisen Sie nun aus der Körpermitte (Nabel) mit Ihrem Oberkörper 2-mal rechts und 2-mal links herum. Wenn Sie sich zurückbewegen, atmen Sie ein, und wenn Sie sich nach vorne bewegen, atmen Sie wieder aus. Diesmal bleibt das Becken ganz ruhig, während Sie Oberkörper und Wirbelsäule bewegen.

Wieder in der Mitte angekommen, lassen Sie ausatmend die Arme weit über die Seiten zurücksinken.

Legen Sie Ihre linke Hand in die rechte, sodass die linke Handfläche nach oben zeigt. Die Hände ruhen ineinander, die Außenkanten der Hände ruhen unterhalb des Bauchnabels.

Entspannen Sie Ihre Muskeln, nehmen Sie den Kontakt zum Boden wahr. Spüren Sie 1 bis 2 Atemzüge nach und lassen Sie dann die Arme neben den Körper sinken.

Wirkung: Die Beweglichkeit von Wirbelsäule, Rücken und Schultergelenken wird gefördert und verbessert. Die Beugehaltungen dehnen, öffnen und kräftigen die jeweils gegenüberliegende Körperseite, die Drehbewegungen wirken bis in die Wirbelgelenke.

Achten Sie darauf, dass Sie bei den Übungen nicht ins Hohlkreuz gehen und Ihre Schultern nicht hochziehen. Halten Sie nach jedem Ein- und Ausatmen inne (Atemfülle und Atemleere). Lassen Sie in jeder Phase Ihren Nacken entspannt. Weitere Übungen, die positiv auf Rücken und Gelenke wirken, sind:

Hund mit gesenktem Kopf ADHO-MUKHA-SVANASANA

Vorübung: Dehnen Sie im Vierfüßlerstand abwechselnd die Beine, indem Sie sie nach hinten strecken und die Zehen fest gegen den Boden drücken. Lassen Sie das Becken mittig und aktivieren Sie den Beckenboden.
(Beschreibung der Übung, siehe Seite 102)

Drehsitz ARDHA-MATSYENDRASANA

Kommen Sie in die Stockhaltung (siehe Seite 67) und dehnen Sie die Wirbelsäule von unten nach oben.
    Spüren Sie beide Sitzhöcker am Boden, stellen Sie den rechten Fuß nah am Körper auf, fassen Sie das rechte Knie mit den Händen und dehnen Sie den Rücken lang. Stellen Sie den rechten Fuß über das linke Bein an dessen Außenseite, neben das Knie. Umfassen Sie mit dem linken Arm das

rechte Knie, legen Sie Ihre Hand dabei auf den äußeren Oberschenkelbereich und stützen Sie sich mit der rechten Hand oder den Fingerkuppen hinter dem Rücken ab. Dehnen Sie noch einmal den Rücken lang, atmen Sie tief ein und drehen Sie sich beim Ausatmen langsam nach rechts, spüren Sie die Drehung der Wirbel, die Bewegung im Brustkorb, drehen Sie den Kopf sanft mit, dehnen Sie am Ende der Drehung die rechte Schulter zurück und spüren Sie beide Sitzhöcker im Bodenkontakt, lassen Sie den Kopf gerade. Verweilen Sie 5 bis 10 Atemzüge konzentriert und entspannt in dieser Position. Kommen Sie dann einatmend zurück, lösen Sie die Haltung auf und wechseln Sie die Seite.

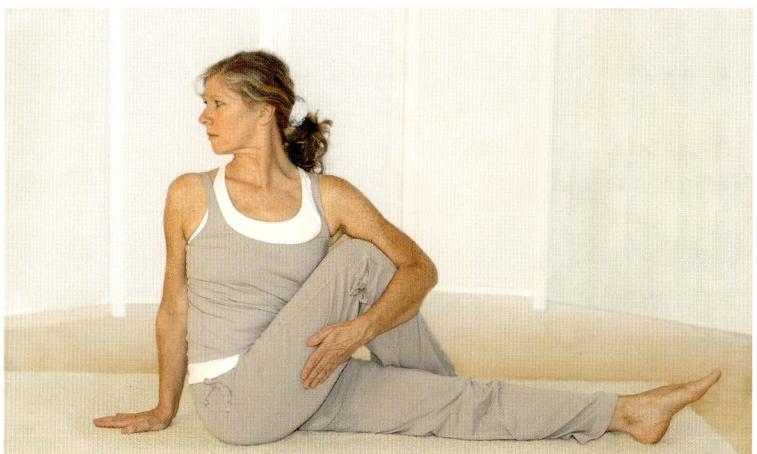

Wirkung: Löst Verspannungen, besonders im oberen Rücken, kräftigt die rumpfaufrichtende Muskulatur, regt die Organe des Oberbauchs an, stimuliert die Spiralnerven, korrigiert eine Skoliose (seitliche Verkrümmung der Wirbelsäule), verbessert die Beweglichkeit im Rücken und Brustkorb.

Sequenz zur Hormonbalance

Setzen Sie sich in einer bequemen Haltung auf ein Kissen und machen Sie 10- bis 15-mal die aktivierende Bauchatmung oder die Feuer-Atmung (siehe Seite 31 und 37). Führen Sie anschließend die Energielenkung durch (siehe Seite 55ff.).

Kommen Sie dazu in die Rückenlage, indem Sie Ihr rechtes Knie mit den Händen fassen, das Kinn Richtung Kehle dehnen und langsam Wirbel für Wirbel zurückrollen, stellen Sie die Beine auf und lehnen Sie die Knie aneinander.

Nach der Energielenkung reiben Sie Ihre Hände, bis sie warm sind und legen Sie sie auf den Bereich der Ovarien. Kommen Sie in ein meditatives Nachspüren und wiederholen Sie innerlich mehrmals die Affirmation.

Affirmation: „Heilende Energie durchströmt meinen Körper und jedes Organ."

Wirkung: Die Atemübung aktiviert die Energie in den Ovarien, die anschließende Energielenkung bringt die Energie in Bewegung und lenkt sie in die Bereiche der weiblichen Drüsen und stimuliert diese.

Wenn Sie viele Stunden am Schreibtisch/Computer sitzen, Sie sich allgemein zu wenig bewegen und Ihnen für ein ausgiebiges Rückentraining die Zeit fehlt, dann ist das folgende Kurz-Programm für Sie geeignet, um Muskelverspannungen und Rückenbeschwerden vorzubeugen.

Sie sollten die Übungen allerdings alle 1 bis 2 Stunden ausführen, damit Rücken und Bandscheiben flexibel bleiben.

Kleine Rückensequenz fürs Büro *(Dauer 2 Minuten)*

4 kleine, effektive Bewegungen, die Rückenschmerzen vorbeugen und auch akut helfen, wenn Sie sie mehrmals am Tag durchführen:

1. Auf dem Stuhl sitzend: Lassen Sie die Arme hängen und kreisen Sie die Schultern abwechselnd je 3-mal in beide Richtungen.

2. Beim Einatmen ziehen Sie die Schultern zurück; heben Sie etwas das Kinn und lassen Sie den Brustraum weit werden; beim Ausatmen ziehen Sie die Schultern nach vorne, kommen Sie dabei in eine leichte Vorbeuge, lassen Sie den Kopf etwas hängen und den Rücken weit werden. 3- bis 5-mal vor und zurück.

3. Stand: Lassen Sie ausatmend den Oberkörper abwechselnd nach rechts und links sinken, kommen Sie einatmend jeweils in die Stehhaltung zurück, lassen Sie die Arme entspannt neben dem Körper, bewegen Sie den Kopf mit, die Füße bleiben dabei fest am Boden und das Becken ruhig in der Mitte. 3- bis 5-mal zu jeder Seite.

4. Drehen Sie einatmend den Oberkörper nach rechts, bewegen Sie dabei die Wirbelsäule langsam wie eine Schraube, schauen Sie über die rechte Schulter zurück und breiten Sie am Ende der Einatmung Ihre Arme weit aus, wie ein Vogel. Lassen Sie mit der Ausatmung die Arme sinken, kommen Sie mit der Drehbewegung wieder in die Ausgangshaltung zurück und machen Sie die Übung zur anderen Seite. Die Füße bleiben während der Bewegungen fest am Boden, das Becken bleibt in der Mitte und dreht nicht mit.

Wiederholen Sie als Abschluss noch einmal das Schulternkreisen im Stehen oder Sitzen.

Unterstützendes

- Gönnen Sie sich öfter einmal ein wärmendes und durchblutungsförderndes Bad. Mit einem Zusatz von Fichten-, Kiefernnadelnöl oder Wacholder z. B. wirkt es bei verspannter Rückenmuskulatur angenehm entspannend.
- Ebenfalls Entspannung bei Rücken- und Gelenkschmerzen bieten Heublumenwickel und -umschläge.
- Auch eine Infrarotlampe zur Wärmetherapie ist bei Muskelverspannungen hilfreich. Nacken, Schultern und Lendenwirbelbereich können mit dem wärmend-roten Licht bestrahlt werden.
Versuchen Sie es auch einmal mit Einreibungen und nehmen Sie dazu z. B. Arnika- oder Beinwell-Salbe oder -Öl.

Die Anwendungen wirken doppelt: Sie lindern die Schmerzen und ermöglichen dadurch die Entspannung der Muskulatur.

Osteoporose, Abnahme der Knochendichte

Affirmation: „Ich stehe fest auf der Erde, meine Knochen sind stabil und kräftig."

In jüngeren Jahren sind bei den meisten Frauen die Knochen durch ausreichende Produktion von Östrogen und Progesteron fest und stabil. Nach der Menopause verlieren die Knochen über etliche Jahre hinweg an Substanz, allerdings verlangsamt sich der Abbau nach zirka 5 bis 7 Jahren wieder. Bei rund 20 bis 30 Prozent der Frauen kommt es zu Beschwerden als Folge von Osteoporose.

Sie können aber Einiges dazu beitragen, dass Ihre Knochen trotz dieser als normal geltenden Entwicklung gesund bleiben. Die wichtigste Maßnahme, um der Osteoporose entgegenzuwirken, ist: Fordern Sie Ihren Bewegungsapparat! Muskelbetätigung wirkt anregend auf die Knochensubstanz, denn die Muskeln und Knochen sind über Sehnen miteinander verbunden. So wird bei den kräftigenden Yoga-Halteübungen durch die verstärkte Durchblutung der Stoffwechsel in den Knochen aktiviert und die Bildung von Knochenmasse angeregt.

Eine ausgewogene Ernährung mit genügend Kalzium ist ebenso wichtig wie ein gesunder Lebensstil, der Ihnen genügend Zeit für Ausgleich und Freude ermöglicht und ein gesundes Gegengewicht zu Anforderungen und Stress schafft.

Leider gibt es für manche Frauen Risikofaktoren, durch die es trotz der „richtigen" Lebensweise nach der Menopause zu erheblichen durch Osteoporose bedingten Beschwerden kommt. Ungünstig wirken sich z. B. schlechte Kalziumabsorption (wenn der Körper das angebotene Kalzium nicht verwenden kann), Überfunktion der Schilddrüse oder genetische Veranlagung aus. Zusätzliche ungünstige Faktoren sind Rauchen sowie Genuss von zu viel Fleisch, Koffein und Alkohol.

Bitte beachten: Sollte bei Ihnen bereits Osteoporose diagnostiziert worden sein, beraten Sie sich bitte vor dem Üben mit Ihrer Ärztin, Ihrem Arzt. Beachten Sie bitte bei den folgenden Übungen auch die Hinweise zum richtigen Üben auf Seite 61.

Übungen

Kraftvolle Haltung   UTKATASANA

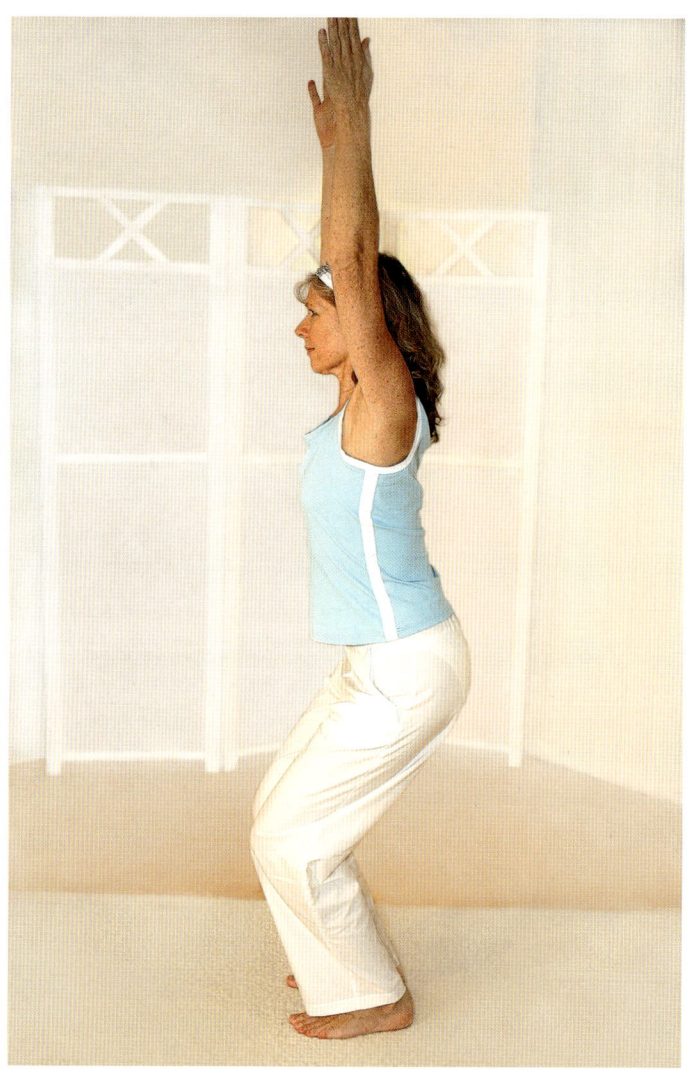

Nehmen Sie die Bergstellung TADASANA ein (siehe Seite 64). Einatmend heben Sie die Arme über vorne langsam und gedehnt neben den Kopf, drücken Sie dabei die Füße fest zum Boden. Die Handflächen zeigen zueinander. Ausatmend gehen Sie in die Knie, dehnen Sie den Rücken lang und ziehen Sie das Steißbein nach unten vorne, um ein Hohlkreuz zu vermeiden. Beugen Sie den Oberkörper mit den Armen etwas nach vorne, der Kopf ist zwischen den Armen. Bleiben Sie in den Knien, spannen Sie den Beckenboden und die Unterbauchmuskulatur an und öffnen Sie einatmend den Brustraum, indem Sie den Oberkörper wieder aufrichten, während Sie in den Knien bleiben. Ziehen Sie die Arme dabei aus den Schultern zurück und heben Sie das Brustbein; der Kopf ist gerade, konzentrieren Sie den Blick auf einen Punkt.

Verweilen Sie 5 bis 10 tiefe Atemzüge in der Haltung. Strecken Sie einatmend Ihre Knie und richten Sie sich wieder auf, lassen Sie ausatmend die Arme über vorne wieder neben den Körper sinken. Spüren Sie mehrere Atemzüge in der Bergstellung nach und entspannen Sie dabei Ihre Muskeln.

Wirkung: Kräftigt und dehnt die großen Rückenstreckermuskeln, den Rücken und die Beine. Eine kräftige Oberschenkelmuskulatur beugt Rückenschmerzen vor, da sie beim Heben und Tragen unterstützend wirkt. Lindert Steifheit in den Schultergelenken. Regelmäßig geübt regt die Übung den Knochenaufbau an. Der Brustraum mit den gelenkigen Verbindungen von den Rippenansätzen an Brustbein und Wirbeln wird durch die starke Ausdehnung beweglicher. Die Durchblutung aktiviert den Stoffwechsel in den Knochen.

Tipp: Wie tief Sie in die Knie kommen, hängt von der Gesundheit Ihrer Knie und der Flexibilität Ihrer Muskeln, Sehnen und

Bänder ab. Denken Sie daran: „Fordern, aber nicht überfordern". Beachten Sie auch die „Hinweise zum richtigen Üben", siehe Seite 61.

Vorbeuge mit gefalteten Händen   UTTANASANA

Stehen Sie aufrecht, die Füße hüftbreit auseinander. Verflechten Sie Ihre Finger hinter dem Rücken ineinander, bringen Sie die Schulterblätter nah zusammen, weiten Sie den Brustraum und dehnen Sie sanft den Nacken, indem Sie das Kinn leicht Richtung Kehle ziehen. Bleiben Sie in dieser Haltung 2 bis 3 Atemzüge. Beugen Sie sich ausatmend aus der Hüfte mit langem Rücken langsam nach vorne und dehnen Sie den Oberkörper Richtung Boden, ziehen Sie dabei die Arme vom Körper weg. Lassen Sie den Nacken entspannt.

Wirkung: Kräftigt die Beine und den Rumpf, dehnt den Rücken, schafft Flexibilität in Brustraum und Schultergelenken, beugt Versteifung in den Fingern, Handgelenken, Ellbogen und Schultern vor, bringt Energie und frischen Sauerstoff für den Kopf.

Tipp: Gehen Sie etwas in die Knie, falls die Dehnung zu stark ist und Sie in der Haltung nicht entspannen können.

Hund mit gesenktem Kopf   ADHO-MUKHA-SVANASANA

Nehmen Sie den Vierfüßlerstand ein. Der Rücken ist gerade, die Knie hüftbreit auseinander, die Hände sind unterhalb der Schultern und haben gleichmäßigen Bodenkontakt, die Finger sind etwas geöffnet.

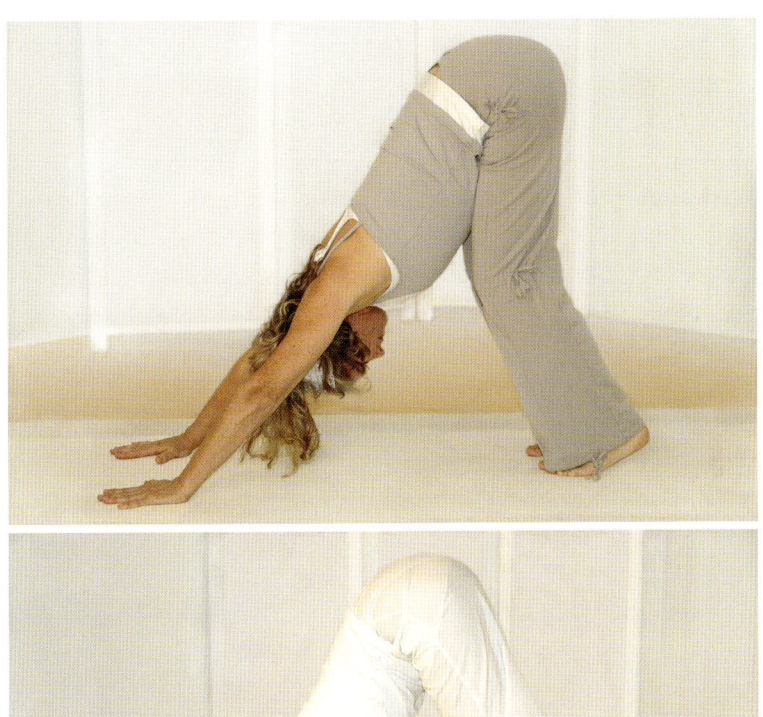

Mit der Ausatmung heben Sie die Hüften, lassen Sie die Beine in den Knien zunächst etwas gebeugt, um den Rücken lang zu dehnen. Atmen Sie weiter, lassen Sie die Schultern weit und den Nacken lang. Wenn möglich, strecken Sie langsam die Beine, spannen Sie dabei die Oberschenkelmuskulatur an und dehnen Sie die Fersen Richtung Boden.

Nach einigen Atemzügen kommen Sie einatmend wieder zurück in die Ausgangshaltung und entspannen in der Stellung des Kindes (Embryo) (siehe Seite 123).

Wirkung: Kräftigt die Handgelenke, Arme, Rücken, Schultern und Beine und regt – regelmäßig ausgeübt – die Kalziumbildung in den Knochen an. Dehnt den ganzen Körper von den Fingern über die ganze Körperrückseite bis zu den Fersen.

Bitte beachten: Wenn Sie Rückenbeschwerden haben oder Probleme mit den Kniesehnen, lassen Sie die Beine in der Endhaltung gebeugt. Vermeiden Sie Umkehrübungen, bei denen der Kopf tiefer liegt als das Becken.

Weitere Übungen, die positiv bei Osteoporose wirken, sind:

Katze MAJARIASANA

(Beschreibung, siehe Seite 110)
Wirkung: Verbessert die Beweglichkeit und Flexibilität von Rücken und Wirbelsäule; die Spinalnerven werden stimuliert und der ganze Rücken energetisiert. Bringt auch Erleichterung bei Menstruationskrämpfen.

Drehsitz ARDHA-MATSYENDRASANA

(Beschreibung, siehe Seite 94)
Wirkung: Verbessert die Flexibilität der Wirbelsäule; jeder Rückenwirbel wird nach beiden Seiten gedreht. Die Nerven im Rü-

ckenmark werden gestärkt, die Haltung gibt Kraft, im inneren Gleichgewicht zu bleiben. Die Unterleibsorgane werden kräftig massiert, durchblutet und entgiftet. Verändert den Blickwinkel.

Sequenz zur Hormonbalance

Setzen Sie sich in einer bequemen Haltung auf ein Kissen und machen Sie 10- bis 15-mal die aktivierende Bauchatmung oder die Feuer-Atmung (siehe Seite 31, 37). Führen Sie anschließend die Energielenkung durch (siehe Seite 55ff.).

Kommen Sie dazu in die Rückenlage, indem Sie Ihr rechtes Knie mit den Händen fassen, das Kinn Richtung Kehle dehnen und langsam Wirbel für Wirbel zurückrollen, stellen Sie die Beine auf und lehnen Sie die Knie aneinander.

Nach der Energielenkung reiben Sie Ihre Hände, bis sie warm sind und legen Sie sie auf den Bereich der Ovarien. Kommen Sie in ein meditatives Nachspüren und wiederholen Sie innerlich mehrmals die Affirmation.

Affirmation: „Heilende Energie durchströmt meinen Körper und jedes Organ."

Wirkung: Die Atemübung aktiviert die Energie in den Ovarien, die anschließende Energielenkung bringt die Energie in Bewegung und lenkt sie in die Bereiche der weiblichen Drüsen und stimuliert diese.

Tipp: Außer Yoga ist Walking sehr empfehlenswert. Durch die Kombination von Muskelarbeit und Schwerkraft werden die Knochen von Füßen, Beinen, Becken und Wirbelsäule stimuliert und damit der Wiederaufbau der Knochen angeregt.

Ebenso ist Schwimmen eine ausgezeichnete Möglichkeit, sich beweglich zu halten. Der „schwerelose" Effekt im Wasser entlastet und löst die Gelenke.

Ernährungstipps

Sorgen Sie für genügend Kalzium, denn Kalzium ist ein wichtiger Baustein unserer Knochen. Häufiger Aufenthalt in der frischen Luft bei Helligkeit ist sehr wichtig, denn dann wird ausreichend Vitamin D gebildet, das wiederum für die Resorption von Kalzium aus dem Darm mitverantwortlich ist.

Kalziumhaltige Nahrungsmittel:
Milchprodukte, Tofu,
Mandeln, Walnüsse, Haselnüsse,
Hirse, Roggen, Gerste, Weizenkleie,
Mangold, Spinat, Broccoli, Weißkraut, Grünkohl, Sesam,
Zinnkraut-Tee.

Molke und andere fermentierte Milchprodukte enthalten überdurchschnittlich viel Kalzium. Sie können zur Stabilisierung und Festigkeit unserer Knochen beitragen, da sie die Kalziumaufnahme in unserem Körper unterstützen.

Rezept: Kalziumspendender Beeren-Power-Mix
Je 100 g Molke, Yoghurt und/oder Kefir,
1 EL Agaven- oder Ahornsirup,
200 g Himbeeren, Blaubeeren oder Erdbeeren (auch Tiefkühl-Früchte sind möglich),
etwas Vanille.
Alles in den Mixer geben und schaumig pürieren.

Unterstützendes

- Johanniskrautöl; entspannend und wärmend für Muskeln und Gelenke wirkt eine Massage mit Johanniskrautöl.
- Silizium, kolloidale Kieselsäure für Bindegewebe, Haut, Haar und Knochen, unterstützt im Körper die Bildung von Kollagen und Elastin. Ist für die Knochenbildung (Osteogenese) von Bedeutung. Osteoporotische Knochen enthalten weniger Silizium als stabile, elastische. Silizium unterstützt auch die Fähigkeit der Haut, Feuchtigkeit zu binden. Das Spurenelement muss mit der Nahrung immer wieder zugeführt werden, da der Organismus Silizium für viele Aufgaben benötigt.

Tipp: Ionisiertes Öl (zum Einreiben) mit Diosgenin (eine Vorstufe des natürlichen Progesteron, hergestellt aus der roten Kartoffel aus Mexiko. Das Diosgenin wird dabei zwar von außen zugeführt, vom menschlichen System aber als körperidentisch anerkannt. Wirkt der Osteoporose entgegen, da genügend (natürliches) Progesteron im Körper der Osteoporose erwiesenermaßen vorbeugt. Hilft allgemein bei Beschwerden in den Wechseljahren und wirkt nervenaufbauend, bewirkt eine bessere Verwertung des Schilddrüsenhormons und schützt auch vor Herzerkrankungen. (Bezugsquelle siehe Anhang)

Hitzewallungen

Affirmation: „Glück und Freude sind meine Lebensziele, egal wie alt ich bin."

Bei Hitzewallungen handelt es sich um vorübergehende, mehr oder weniger intensive Hitzeempfindungen, die typisch für die Wechseljahre sind. Laut Schulmedizin werden sie durch Östrogenveränderungen im hormonellen System ausgelöst.

Das Hitzegefühl beginnt häufig spontan mit einer unangenehmen Empfindung in der Bauchgegend. Es breitet sich über die Brust zum Hals aus, wird dominanter und hitziger und führt zum Erröten des Kopfes. Oft folgen Schweißausbrüche. Körpertemperatur und Puls steigen an. Begleitet werden Hitzewallungen häufig auch von Herzklopfen. Ein Fröstelgefühl danach kann von einigen Sekunden bis zu 15 Minuten dauern. Bei manchen Frauen melden sich Hitzewallungen eher tagsüber, oft begleitet von Schwitzen, teilweise mehrmals täglich, andere werden nur alle paar Tage davon betroffen, und bei manchen Frauen kommt die „Hitze" hauptsächlich nachts.

Die meisten Frauen in unserer westlichen Kultur leiden im Klimakterium mehr oder weniger stark unter Hitzewallungen. Nicht alle Frauen empfinden die „fliegende Hitze" als unangenehm, manche erleben sie auch als Energieschub. Betroffene, die sonst eher frieren, fühlen sich kurzfristig auch mal richtig angenehm durchwärmt.

Ich selbst beispielsweise war immer schon sehr gespannt darauf, wie sich so eine Hitzewallung anfühlt, und als ich dann die ersten Schübe bekam, dachte ich !wow! – was für eine Energie! Durch meine Yoga-Praxis und sicherlich auch durch meine Einstellung gegenüber den Hitzewallungen kam ich damit gut zurecht, auch wenn es mich eine Zeit lang – vor allem nachts – schon etwas genervt hat.

Joan Borysenko schreibt in *Das Buch der Weiblichkeit*, dass es sich bei den „Hitzeschüben" um feurige, reinigende Energie, um Prana, handelt, die uns durchströmt. Sie verbrennt Stress und Sorgen, Verbrauchtes, nicht mehr Benötigtes. Ich selbst habe es so erlebt und finde es eine schöne Vorstellung, dass da etwas verbrannt wird, was nicht mehr zu mir gehört. Vielleicht kann diese energetische Sichtweise auch Ihnen helfen.

Beobachten Sie an sich, was bei Ihnen Hitzewallungen auslösen kann: emotionale Irritationen, Stress, Ärger, Angst, Fleisch, Koffein, Alkohol, Nikotin, scharfe Gewürze, Textilien, bestimmte Materialien, z.B. Synthetik-Kombinationen oder Wolle (Baumwolle ist eher günstig und angenehm) usw.

Oft geht dem Hitzeanflug eine sogenannte Aura voraus. Es kündigt sich eine Hitzewallung an, die sich auch durch ein beklemmendes Gefühl oder durch Herzklopfen bemerkbar machen kann.

Yoga-Atmung

Ujjayi-Atmung (siehe Seite 38)

Sie können die Technik der Ujjayi-Atmung auch mit den Yoga-Körperübungen verbinden, also während der Übung mit Ujjayi einatmen und ausatmen. Dies verleiht Ihrer Asana-Praxis Ruhe, Tiefe und Gleichmäßigkeit.

Wirkung: Hilft, einen kühlen Kopf zu bewahren, wirkt Temperatur regulierend auf den Körper.

Shitali-Atmung (siehe Seite 39)

Wirkung: Kühlt Körper und Geist, bringt Erleichterung bei Hitzewallungen, beruhigt das Nervensystem, lindert Ärger, Unruhe und Furcht.

Übungen/Asanas:

Katze   MAJARIASANA

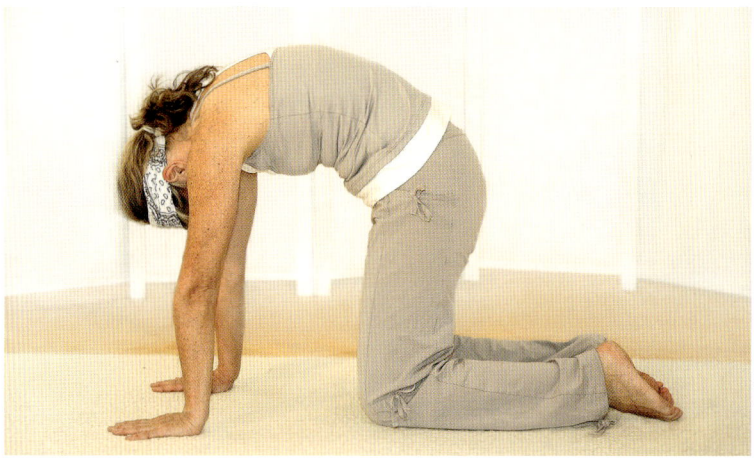

Nehmen Sie den Vierfüßlerstand ein. Der Rücken ist gerade, die Knie sind hüftbreit auseinander, die Hände sind unterhalb der Schultern und haben gleichmäßigen Bodenkontakt, die Finger sind etwas geöffnet. Einatmend beugen Sie die Ellbogen ein wenig nach hinten ein (nicht nach außen!), lassen Sie entspannt den Brustkorb sinken, ziehen Sie die Schultern nach hinten, unten (von den Ohren weg), die Schulterblätter zusammen und das Brustbein nach vorne, am Ende der Einatmung heben Sie Kopf und Blick etwas und kosten Sie die Atemfülle aus.

Ausatmend machen Sie einen Katzbuckel, strecken Sie die Arme durch, ziehen Sie das Kinn Richtung Brust, weiten Sie den Rücken, wobei die Rippen dabei auseinandergedehnt werden, ziehen Sie die Unterbauchmuskulatur etwas nach innen.

Wiederholen Sie die Übung 4- bis 8-mal.

Verbinden Sie den Ablauf mit der Temperatur regulierenden Atmung Ujjayi, oder mit Shitali, siehe oben.

Krokodil **NAKRASANA**

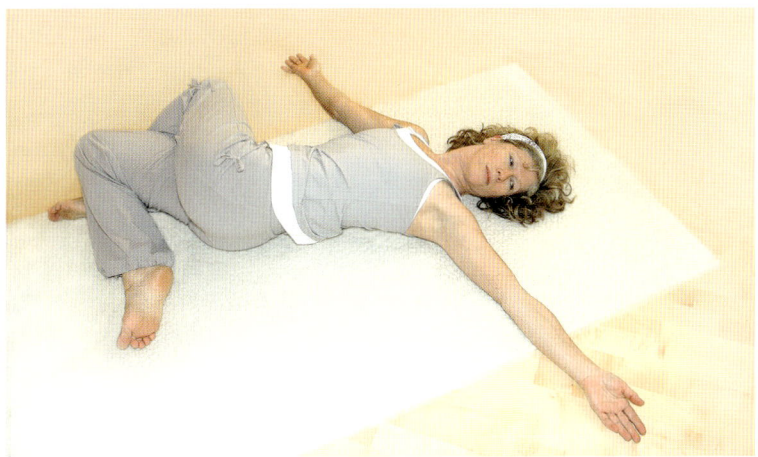

Diese Haltung erinnert an ein Krokodil, das seinen Schwanz hin und her bewegt. Durch die Nachahmung dieser Bewegung wird die Wirbelsäule beweglich, die Muskulatur entspannt.

Nehmen Sie die Rückenlage ein, dehnen Sie sich genüsslich und lassen Sie einige Male langsam den Kopf hin- und herrollen, entspannen Sie den Kiefer.

Breiten Sie die Arme zur Seite, sodass sie im rechten Winkel zum Körper auf der Unterlage liegen, die Handflächen zeigen nach oben. Stellen Sie die Füße nah an den Körper auf, die Füße und Knie sind zusammen. Atmen Sie tief ein und lassen Sie ausatmend gegengleich und gleichzeitig den Kopf nach rechts und die Knie und Becken langsam und sanft nach links sinken, einatmend kommen Sie zurück, ausatmend wechseln Sie die Seite. Wiederholen Sie die Übung 3- bis 5-mal und spüren Sie nach.

Variationen der Krokodil-Übung:

Arme liegen dabei immer ausgebreitet am Boden.
 1. Stellen Sie die Beine auf, wie oben, Knie und Füße sind parallel im Abstand von 30 bis 40 Zentimetern, Ablauf wie oben.
 2. Strecken Sie beide Beine, legen Sie das rechte Bein gestreckt auf das linke; drehen Sie ausatmend den Kopf nach rechts und dehnen Sie gleichzeitig das rechte Knie und Ihr Becken nach links in Richtung Boden. Kommen Sie einatmend in die Grundhaltung zurück, wechseln Sie die Beine und führen Sie die Übung zur anderen Seite aus. Wiederholen Sie die Übung 3- bis 5-mal und spüren Sie nach.
 3. Stellen Sie die Beine auf, winkeln Sie das rechte Bein über das linke; drehen Sie ausatmend den Kopf nach rechts und lassen Sie gleichzeitig die Knie und Ihr Becken langsam nach links in Richtung Boden sinken. Kommen Sie einatmend in die Grundhaltung zurück, wechseln Sie die Beine und führen Sie die Übung zur anderen Seite aus. Wiederholen Sie die Übung 3- bis 5-mal. Spüren Sie anschließend in der Rückenlage nach (siehe Foto S. 111).

Wirkung: Erweitert die Atemkapazität. Belebt und stärkt das Nervensystem. Löst Verspannungen in Schultern, Rücken und Hüften, regt die Blutzirkulation und den Stoffwechsel an, formt und kräftigt die Unterleibsorgane. Löst Blockaden, verbessert die Beweglichkeit von Wirbelsäule, Rücken und Hüften. Massiert Leber, Nieren, Bauchorgane und fördert ihre

Funktion. Hingebungsvoll ausgeführt schenkt sie uns Ausgeglichenheit und Entlastung des Herzens.

Tipp: Sie können jede dieser Yoga-Körperübungen mit der Ujjayi-Atmung verbinden. Bei starken Hitzebeschwerden empfehle ich, über einen längeren Zeitraum möglichst viele Übungen mit dieser Technik zu verbinden oder auch zu Beginn und am Ende des Programms die Shitali-Atmung (siehe Seite 39) einzubauen.

Sequenz zur Hormonbalance

Setzen Sie sich in einer bequemen Haltung auf ein Kissen und machen Sie 10- bis 15-mal die aktivierende Bauchatmung oder die Feuer-Atmung (siehe Seite 32, 37). Führen Sie anschließend die Energielenkung durch (siehe Seite 55ff.).

Kommen Sie dazu in die Rückenlage, indem Sie Ihr rechtes Knie mit den Händen fassen, das Kinn Richtung Kehle dehnen und langsam Wirbel für Wirbel zurückrollen, stellen Sie die Beine auf und lehnen Sie die Knie aneinander.

Nach der Energielenkung reiben Sie Ihre Hände, bis sie warm sind und legen Sie sie auf den Bereich der Ovarien. Kommen Sie in ein meditatives Nachspüren und wiederholen Sie innerlich mehrmals die Affirmation.

Affirmation: „Heilende Energie durchströmt meinen Körper und jedes Organ."

Wirkung: Die Atemübung aktiviert die Energie in den Ovarien, die anschließende Energielenkung bringt die Energie in Bewegung und lenkt sie in die Bereiche der weiblichen Drüsen und stimuliert diese.

> **Um Hitzeschübe zu vermeiden und zu reduzieren, wählen Sie eher beruhigende, langsam im Atemfluss ausgeführte Übungen, mit kühlenden Atemtechniken wie oben beschrieben. Vermeiden Sie auf jeden Fall Überanstrengung. Falls Sie ein Typ sind, der sonst gern „powert", können Sie dadurch interessante und sehr wohltuende Erfahrungen machen.**

Unterstützendes

- Bewegung in der frischen Luft, um den Wärmeausgleich zu trainieren.
- Ein Glas kühles Bier kann bei einem Hitzeanfall helfen, die Bitterstoffe und das Kühle wirken hier gut zusammen. Gibt es auch alkoholfrei.
- Versuchen Sie es auch mit den Entspannungsübungen in diesem Buch (siehe Seite 145, 155) Bei Stress und Aufregung werden Hitzewallungen verstärkt; da hilft es, sich Ruhe und Entspannung zu gönnen.
- Pflanzen: Salbei als Tee oder Sud oder Presssaft ist sehr wirksam.
- Östrogenähnliche Wirkungen bei Heilpflanzen: Silberkerze (hilft bei Kopfschmerzen, Schlafstörungen, Depressionen und Hitzewallungen), Rotklee.

Tipp: Vermischen Sie Rosenwasser und Wasser in einem Verhältnis nach Ihrem Geschmack und geben Sie die Mischung in eine Sprühflasche. Sprühen Sie sich damit Ihr Gesicht, Dekolleté, Arme etc. ein. Kühlt angenehm in akuten Hitze-Situationen.

Aromatherapie

Günstig sind: Salbei, Minze, Geranium, Melisse (als Öle).

Lassen Sie die Öle in der Aromalampe verdampfen, verwenden Sie sie einzeln oder mischen Sie nach Ihrem Geschmack.

Mit ätherischen Ölen können Sie auch lauwarme Waschungen durchführen. Trocknen Sie sich anschließend nicht ab, sondern lassen Sie die Haut an der Luft trocknen, dies kühlt und lindert das Schwitzen.

„Fürchte dich nicht vor dem langsamen Vorwärtsgehen, fürchte dich nur vor dem Stehenbleiben."
Chinesische Weisheit

Kopfschmerzen und Migräne

Affirmation: „Ich lebe gesund und sorge für Zeiten der Entspannung."

Spannungskopfschmerz

Spannungskopfschmerz ist die häufigste Kopfschmerzart überhaupt. Dabei lassen sich meist keine krankhaften Veränderungen im Körper finden, die den Schmerz verursachen. Es handelt sich dabei um den sogenannten primären Kopfschmerz. Sekundärer Kopfschmerz tritt als Begleiterscheinung bei Erkrankungen wie Infekten, Bluthochdruck oder Krebs auf.

Spannungskopfschmerzen plagen uns scheinbar grundlos. Manchmal verschwinden sie bald, sie können aber auch tagelang andauern. Der Schmerz beginnt häufig im Nacken und breitet sich weiter über den gesamten Kopf bis zur Stirn hin aus. Die Konzentration und die Leistungsfähigkeit sind eingeschränkt.

Auslöser für Kopfschmerz können sein:

Überanstrengung der Augen, Nackenverspannungen, Alkoholmissbrauch, Angst, Stress, Müdigkeit, zu viel oder heftige Reize, Nahrungsallergene.

Migräne

Der pochend-hämmernde Migräneschmerz betrifft meistens eine Kopfhälfte. Frauen leiden häufiger darunter als Männer. Die weiblichen Geschlechtshormone können hierbei eine große Rolle spielen.

Migräne ist eine chronische Erkrankung und eine angeborene Bereitschaft des Körpers, auf spezielle Reize mit Migräneattacken zu reagieren.

Migräneauslöser können sein

Stress, Wetterwechsel, Föhn, ungewohnte körperliche Anstrengung, Geschmacksverstärker, Natriumglutamat, Alkohol, Nikotin, Abweichung vom gewohnten Schlafrhythmus, Antibabypille, Menstruation und oft hormonelle Schwankungen.

Migräneanfälle lassen sich mit Yoga lindern, wie eine indische Studie jetzt belegt. 72 Teilnehmer litten an Migräne, die Hälfte praktizierte drei Monate lang Yoga und profitierte davon deutlich. Die Schmerzattacken gingen signifikant zurück, ebenso Intensität der Schmerzen, Depressivität und Angst. Zudem nahmen die Übenden deutlich weniger Schmerzmittel ein.

Bewegung und Sauerstoff

Untersuchungen haben gezeigt, dass Migräneanfälle auch mit einer mangelnden Sauerstoffversorgung im Gehirn zu tun haben. Empfehlenswert ist deshalb Sauerstoffaufnahme an der frischen Luft. Ausdauertraining wie Jogging, Walking oder Schwimmen senken ebenfalls die Auslöseschwelle.

Vorbeugen können Sie auch mit regelmäßigen Yoga-Übungen. Lüften Sie dabei den Raum gut, in dem Sie praktizieren, denn durch die Atemübungen soll viel Sauerstoff aufgenommen werden. Der steigende Sauerstoffgehalt im Blut und im Gehirn kann eine sehr positive Wirkung haben.

Wirksame Maßnahmen

- Bewegen Sie sich ausgiebig in der frischen Luft.
- Bei Stirnkopfschmerz hilft eine Kältepackung. Eine „Migränemaske" aus der Apotheke – eine Kältepackung in Maskenform für Gesicht und Stirn.
- Bei vom Nacken ausgehenden Schmerzen hilft Wärme (Infrarot-Lampe, warmes Kirschkern- oder Dinkelkissen).
- Yoga und Entspannungsübungen.
- Eine Reizabschirmung in einem abgedunkelten, geräuscharmen Raum kann Linderung verschaffen.
- Bei vielen Betroffenen ist Schlaf hilfreich.
- Pfefferminzöl lindert leichte und mittelschwere Spannungskopfschmerzen durch Reizung von Kälterezeptoren in der Haut. Massieren Sie je 1 Tropfen rechts und links im Schläfenbereich ein.

Wichtig: Achten Sie auf ausreichende Flüssigkeitszufuhr. Mindestens zwei Liter Flüssigkeit sollten es pro Tag sein. Am besten eignen sich Wasser, Kräutertee oder Fruchtsaftschorlen.

Yoga-Atmung

Kreisatem (siehe Seite 36)

Wirkung: Beruhigend, ausgleichend und stoppt den Gedankenfluss.

Nasenwechselatmung (siehe Seite 34)

Wirkung: Beruhigend, ausgleichend und regenerierend. Gleicht die beiden Hirnhälften aus.

Übungen/Asanas

Schmetterling   BHADRASANA

Kommen Sie in die Sitzhaltung, spüren Sie beide Sitzhöcker, winkeln Sie die Knie an und bringen Sie die Fußsohlen zusammen, die Fersen sollten möglichst nah am Körper sein. Fassen Sie mit beiden Händen die Zehen, lassen Sie den Rücken lang und bewegen Sie die Knie rasch und gleichzeitig auf und ab (flattern). Anschließend dehnen Sie die Knie abwechselnd nach links und rechts Richtung Boden.

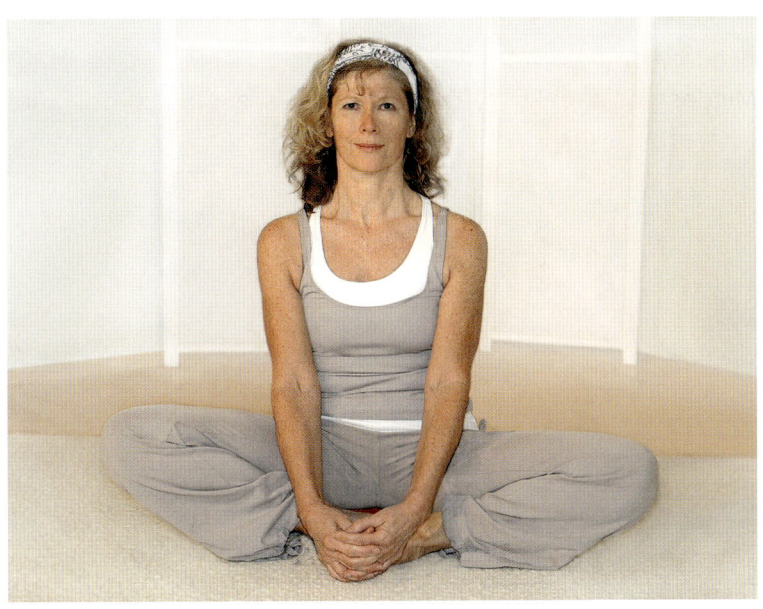

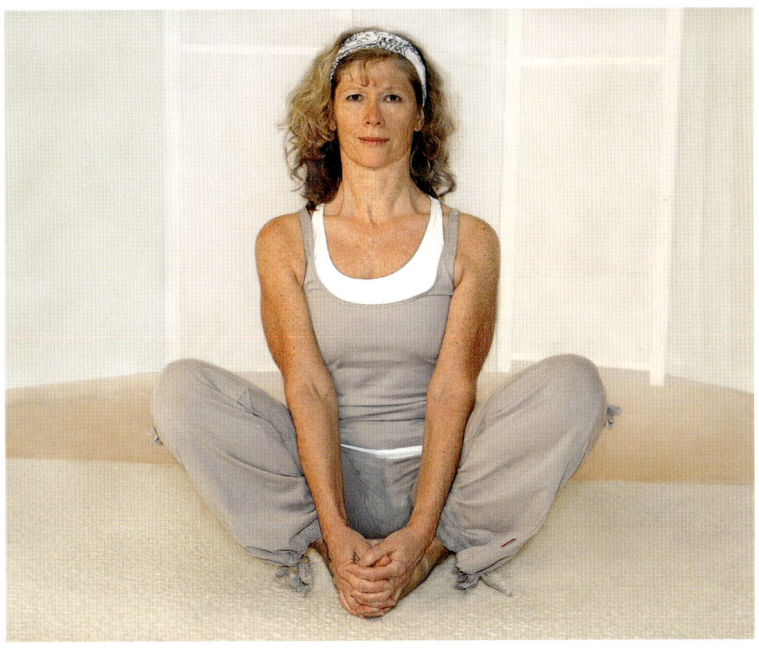

Schildkröte   KURMASANA
mit Decke, um evtl. den Kopf abzulegen.

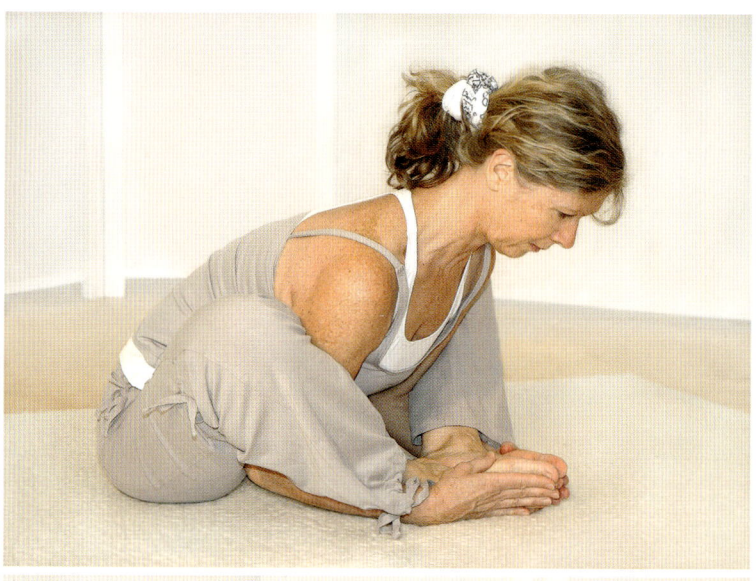

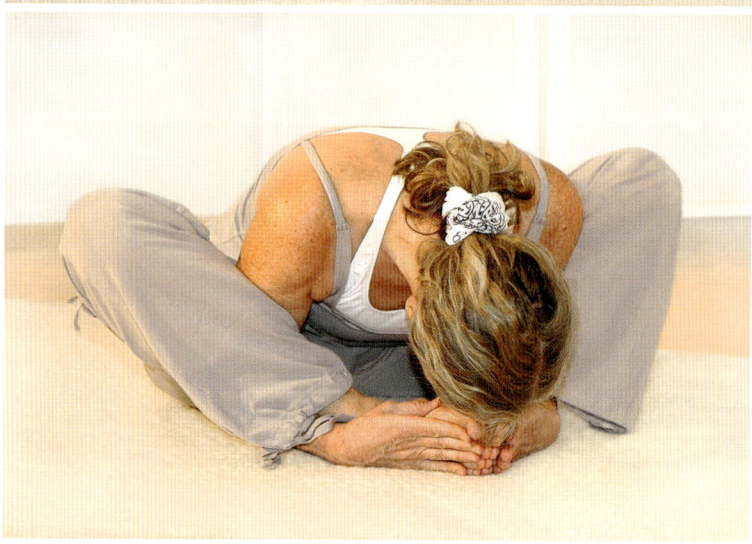

Sitzhaltung wie beim Schmetterling. Schieben Sie beide Arme (rechter Arm unter rechtes Bein, linker Arm unter linkes Bein) von innen unter den Beinen durch, lassen Sie den Rücken dabei lang und dehnen Sie ihn einatmend vor allem im Lendenwirbelbereich. Aktivieren Sie den Beckenboden, der Nacken ist lang. Ausatmend beugen Sie sich gedehnt nach vorne und bringen die Stirn zu den Füßen (bei Bedarf eine Decke oder ein Kissen zu Hilfe nehmen). In der Endstellung darf sich der obere Rücken leicht runden. Bleiben Sie in dieser Haltung 5 bis 10 Atemzüge lang, kommen Sie einatmend wieder zurück, schließen Sie die Beine und entspannen Sie in der Gurthaltung (siehe Seite 68), legen Sie dabei die Stirn auf die Knie und lassen Sie im Nackenbereich los.

Wirkung: Hilft bei Kopfschmerzen, Migräne und Schlaflosigkeit, fördert Entspannung und Stressabbau, fördert die Beweglichkeit der Hüftgelenke, flexibilisiert den Schultergürtel und trainiert die Schultermuskulatur, entspannt den Nacken, fördert das „In-sich-Zurückziehen" und Zur-Ruhe-Kommen.

Weitere wirkungsvolle Übungen:

Zange/Kniekuss **PASCHIMOTTANASANA**

(siehe Seite 152)

Wirkung: Lindert Kopfschmerzen, Migräne und chronische Verspannungen, aktiviert die Schilddrüse und die Nebennieren, massiert die Unterleibsorgane, vermittelt ein Gefühl von Geborgenheit.

Halbe Kerze mit den Beinen an der Wand

Setzen Sie sich mit der rechten Hüfte und Schulter zur Wand, sodass Sie diese berühren. Stützen Sie sich mit den Armen hinten am Boden ab, lehnen Sie sich nach hinten, schwingen Sie den Körper nach rechts, heben Sie die Beine, drehen Sie sich dabei auf den Rücken, sodass Sie die Beine anschließend bequem an die Wand lehnen können. Oberkörper und Beine bilden einen rechten Winkel.

Rollen Sie in der Haltung einige Male sanft den Kopf hin und her, bis sich der Nacken locker und entspannt anfühlt, entspannen Sie Ihr Gesicht, den Kieferbereich und atmen Sie dazu sanft in den Bauch. Verweilen Sie anschließend mit ruhigen Atemzügen 1 bis 2 Minuten in dieser Haltung.

Wirkung: Bei Kopfschmerzen sehr erholsam; beruhigt, fördert Wohlgefühl und Vertrauen, harmonisiert das endokrine System.

Totenstellung SAVASANA

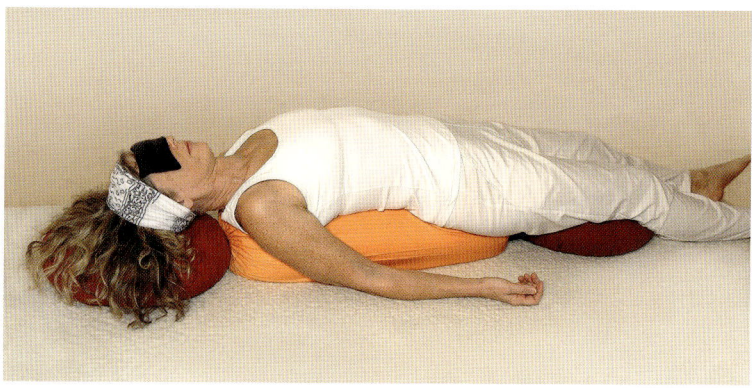

Auf einer dicken Rolle oder einer gerollten Decke, mit Augensäckchen (Beschreibung Seite 70)

Wirkung: Lindert Kopfschmerzen, entspannt den ganzen Körper, beruhigt das Nervensystem, sehr erholsame Variante der Totenstellung.

Stellung des Kindes (Embryo)   *GARBHASANA*

Kommen Sie in den Fersensitz. Legen Sie die Hände am Boden vor dem Körper übereinander, geben Sie die Stirn auf die Hände, rollen Sie sanft den Kopf hin und her, entspannen Sie dabei den Nacken und atmen Sie langsam und tief in den Bauch.

Wirkung: Entspannt Nacken und Stirn, lindert Kopfschmerz.

Krokodil   *NAKRASANA*

(siehe Seite 111)

Wirkung: Löst Verspannungen in Nacken, Schultern Rücken und Hüften und fördert die Beweglichkeit der Wirbelsäule. Löst Blockaden, regt die Blutzirkulation und den Stoffwechsel an.

Sequenz zur Hormonbalance

Setzen Sie sich in einer bequemen Haltung auf ein Kissen und machen Sie 10- bis 15-mal die aktivierende Bauchatmung oder die Feuer-Atmung (siehe Seite 37). Führen Sie anschließend die Energielenkung durch (siehe Seite 55).

Kommen Sie dazu in die Rückenlage, in dem Sie Ihr rechtes Knie mit den Händen fassen, das Kinn Richtung Kehle dehnen und langsam Wirbel für Wirbel zurückrollen, stellen Sie die Beine auf und lehnen Sie die Knie aneinander.

Nach der Energielenkung reiben Sie Ihre Hände, bis sie warm sind und legen Sie sie auf den Bereich der Ovarien. Kommen Sie in ein meditatives Nachspüren und wiederholen Sie innerlich mehrmals die Affirmation.

Affirmation: „Heilende Energie durchströmt meinen Körper und jedes Organ."

Wirkung: Die Atemübung aktiviert die Energie in den Ovarien, die anschließende Energielenkung bringt die Energie in Bewegung und lenkt sie in die Bereiche der weiblichen Drüsen und stimuliert diese.

Leichte Übungen bei Kopfschmerzen zur Entspannung der Stirn und des Geistes

1. Legen Sie die Kuppe des rechten Mittelfingers auf den Punkt zwischen den Augenbrauen. Massieren Sie diesen Bereich kreisend mit sanftem Druck je 5-mal im und gegen den Uhrzeigersinn. Senken Sie die Hand und spüren Sie den Punkt zwischen den Augenbrauen. Schauen Sie dabei mit geschlossenen Augen ins Unendliche. Wiederholen Sie diese Übung 1- bis 3-mal.
   Nach alter indischer Yoga-Tradition dient diese Übung auch der Entwicklung von Intuition und Kreativität.

2. Streifen Sie mit Zeigefinger, Mittelfinger und Ringfinger beider Hände vom Punkt zwischen den Augenbrauen nach außen. Gehen Sie dabei oberhalb der Augenbrauen entlang über die Schläfen, dann vor den Ohren entlang bis zum Hals. Der Druck der Finger sollte auf dem Bereich zwischen den Augenbrauen mittelstark sein, beim Nach-außen-Gehen sanfter werden, über den Schläfen sehr sanft und vor den Ohren zum Hals wie Streicheln sein. Wiederholen Sie das etwa 3- bis 5-mal.

Unterstützendes

- Gönnen Sie sich für zirka 15 bis 20 Minuten ein heißes Fußbad und duschen Sie die Füße anschließend kalt ab. Ziehen Sie dann warme Socken an, lagern Sie die Beine hoch und hören Sie in einem abgedunkelten Raum sanfte, leise Musik.
- Duftöle für die Aromalampe: Pfefferminzöl, Melisse, Lavendel.
- Tupfen Sie einige Tropfen Pfefferminzöl auf die Schläfen und massieren Sie das Öl mit kreisenden Bewegungen der Fingerspitzen ein – dies vermittelt ein kühlendes, erfrischendes und entspannendes Gefühl, stimuliert die Kältesensoren und entspannt die Muskulatur.
- Phyto-Östrogene: Durch östrogenähnliche Eigenschaften wirkt die Trauben-Silberkerze bei einigen Symptomen der Wechseljahresbeschwerden positiv: bei Kopfschmerzen, Schlafstörungen, Depressionen und Hitze. Auch mit Mönchspfeffer und Rotklee haben viele Frauen gute Erfahrungen gemacht.

Tipp: Augenkissen mit Amaranth-Füllung, mit Traubenkernen oder Grundfüllungen mit aromatherapeutischen Kräutern, wie z.B. Minze oder Lavendel. Augenkissen auf die Augen legen (zirka 10 bis 15 Minuten), bringt wunderbare Entspannung nach einem anstrengenden Tag und Erleichterung bei Kopfschmerzen und Migräne. Auch die Schlafqualität verbessert sich.

Amaranth ist ein Getreide, dem schon von den Inkas Heilkraft zugesprochen wurde; es hat kühlende Wirkung. Legen Sie das Augenkissen evtl. vorher in den Kühlschrank, um diese Wirkung noch zu unterstützen.

Stimmungsschwankungen

Affirmation: „Ich mag mich, wie ich bin und vertraue dem Fluss des Lebens."

Stimmungsschwankungen (z. B. plötzliche schlechte Laune, Traurigkeit, Ängstlichkeit, Lustlosigkeit) sind Begleiterscheinungen, die typisch in den Wechseljahren sind und häufig vorkommen. Was heißt das im eigentlichen Sinne? Unsere Stimmung schwankt. Sie ist also nicht immer gleich. Würden wir denn das Leben interessant finden, befänden wir uns ständig in einer gleichen Grundstimmung? Würden wir aber nicht auch gern stets die Kontrolle über unsere Stimmung haben?

Die „Schwankungen" der „Stimmung" sind in erster Linie Zeichen. Sie machen uns auf etwas aufmerksam. Darauf, dass wir sensible Wesen sind, dass Inneres und Äußeres unser Wohlbefinden beeinflussen, dass Altes, Bewährtes von gestern vielleicht überprüft werden will. Dass wir empfänglich sind für neue Entdeckungen und dass sich Wandlungen vollziehen können, die uns aktivieren und vor neue Herausforderungen stellen.

Wir tun gut daran, die wechselnden Stimmungen zu ergründen und ihnen Beachtung zu schenken. Was uns in unserem Alltagsleben vielleicht manchmal belastet, ist wohl weniger die Tatsache, dass Stimmungsschwankungen auftreten, sondern dass wir uns ihnen öfters ausgeliefert fühlen. Wir sollten daher versuchen, im Umgang mit ihnen eine gewisse Stabilität zu entwickeln.

Nehmen Sie Ihre Gefühle ernst und nehmen Sie sich Zeit, ihnen nachzuspüren. Wenn eine Niedergeschlagenheit von Ihnen Besitz ergreifen will, gehen Sie liebevoll und geduldig mit sich um. Hadern Sie nicht sofort damit oder fangen Sie nicht an, sich über sich selbst zu ärgern, weil sie nicht mehr in dem gewohnten Maße funktionieren. Nehmen Sie es als „Schmollzeit" und versuchen Sie, diese Zeit anzunehmen.

Hinweis: Meine Ausführungen richten sich an grundsätzlich gesunde Frauen. Wechseljahrsbeschwerden sind als natürlicher Prozess keine Krankheit! Frauen mit ausgeprägten psychischen Krankheitsbildern, die der medizinischen Behandlung bedürfen (z. B. hormonbedingte Depressionen), sollten alle folgenden Empfehlungen mit ihrer Ärztin/ihrem Arzt abstimmen. Die Zeit der Wechseljahre bringt häufig auch eine Veränderung der Schilddrüsenfunktion mit sich, die aus der Balance gerät. Symptome wie Stimmungstiefs, Reizbarkeit, Ungeduld, Frösteln oder auch Hitzewallungen können direkte oder auch in Folge auftretende Erscheinungen sein. Der Regulierung der Schilddrüsenfunktion sollten Sie großes Augenmerk schenken. Falls Sie sehr starke Beschwerden haben, sollten Sie Ihre Schilddrüse unbedingt untersuchen lassen.

2- bis 3-mal pro Woche Yoga- und Atemübungen und möglichst täglich Bewegung (z. B. Yoga-Walking, siehe Seite 179) haben nachweislich einen positiven Einfluss auf die Psyche. Durch Bewegung in der frischen Luft bei Tageslicht wird in unserem Körper u. a. Serotonin ausgeschüttet, übrigens auch, wenn der Himmel bedeckt ist. Serotonin ist ein wichtiger Botenstoff für die Nerven-Reiz-Weiterleitung. Es ist für das seelische Wohlbefinden wichtig, dass der Serotonin-Spiegel nicht abfällt. Wird genügend Serotonin produziert, sind wir vital, voller Energie, fühlen uns sicher. Wir können uns gut konzentrieren und glauben an uns selbst.

Durch Yoga und Meditation wird die Atmung vertieft, wir kommen in einen Zustand zufriedener Selbstversunkenheit, das Stresshormon Cortisol wird dabei abgebaut und das Jungbrunnenhormon DHEA aufgebaut Die drei wichtigsten Neurotransmitter für positive Gefühle sind: Serotonin, Dopamin und Norepinephrin.

Die im Folgenden beschriebenen stimmungsaufhellenden Yogaübungen können Ihnen wirkungsvoll dabei helfen, Ihre Gefühlsschwankungen in den Wechseljahren zu stabilisieren.

Yoga-Atmung

Vollständige Yoga-Atmung (siehe Seite 32)

Wirkung: Beruhigend; Zufriedenheit kann sich wieder einstellen.

Nasenwechselatmung (siehe Seite 34)

Wirkung: Beruhigend, ausgleichend und regenerierend. Gleicht die beiden Hirnhälften aus.

Übungen/Asanas

Vorbeuge aus dem Stand   UTTANASANA

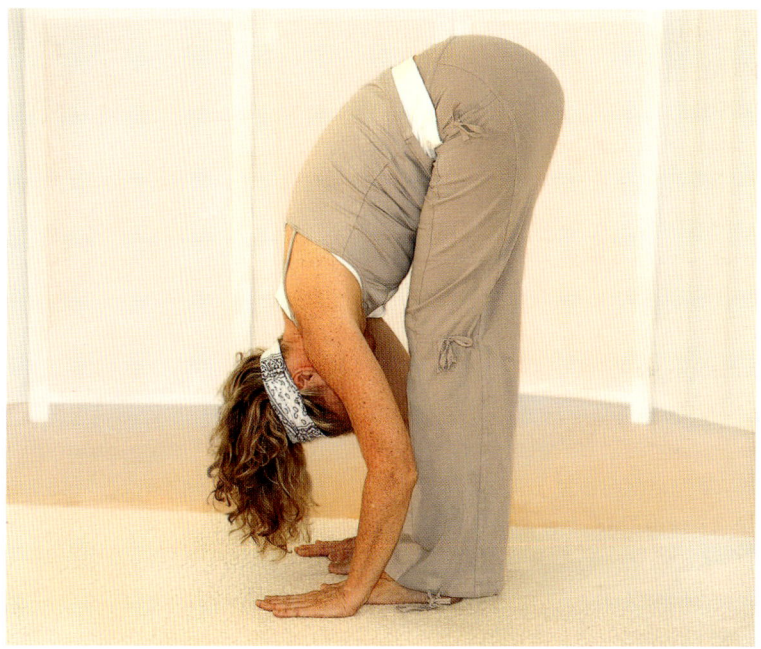

1. Teil: Kommen Sie in den Stand, die Füße sind hüftbreit auseinander, heben Sie einatmend die Arme über die Seiten, strecken Sie sie in der Atemfülle nach oben, lassen Sie Brust und Schulterbereich weit werden. Beugen Sie sich aus-

atmend mit langem Rücken aus den Hüften nach vorne und lassen Sie die Arme hängen, geben Sie im Körper nach und entspannen Sie den Nacken, atmen Sie tief, drücken Sie die Knie nicht durch, beugen Sie sie evtl. leicht. Bleiben Sie für 3 bis 5 Atemzüge in dieser Haltung.

2. Teil: Dehnen Sie sich 5 bis 10 Atemzüge lang aktiv nach unten, setzen Sie falls möglich die Hände vor oder neben die Füße, legen Sie sie ansonsten an die Schienbeine oder umfassen Sie die Knöchel locker. Rücken und Nacken bleiben lang und entspannt, geben Sie evtl. etwas in den Knien nach. Richten Sie Ihre Aufmerksamkeit auf die Atmung und auf den Bauch-Beckenraum.

Beim Einatmen heben Sie die Arme mit langem Rücken, die Arme sind gestreckt neben dem Kopf, aktivieren Sie den Beckenboden, beugen Sie etwas die Knie, richten Sie sich wieder auf, lassen Sie beim Ausatmen die Arme sinken.

Entspannen Sie in der Berghaltung TADASANA und spüren Sie nach.

Wirkung: In *Licht auf Yoga* schreibt der berühmte Yogalehrer B. K. S. Iyengar, dass zwei Minuten Uttanasana jede Depression vertreibt. Weitere Wirkungen: Ruhe und Entspannung in Kopf und Körper, Dehnung und Öffnung der Rückseite der Beine, Durchblutung des Kopfes. Dehnung und Entspannung in Rücken und Schultern. Verbessert die Blutzufuhr im Becken und belebt die Unterleibsorgane, sorgt für Energie, Erholung und Frische des Kopfes.

Bitte beachten: Bleiben Sie nicht weiter in der Vorbeuge, wenn Sie Schmerzen im Rücken oder Nacken spüren. Bei Rückenproblemen gehen Sie beim Zurückkommen tief in die Knie und spannen Sie den Beckenboden an oder legen Sie die Hände erst auf die Knie oder Oberschenkel und kommen von dort aus mit langem Rücken wieder zum Stehen. (Beachten Sie bitte auch „So üben Sie richtig", Seite 61)

Kamel   USTRASANA   *mit Vorübung*

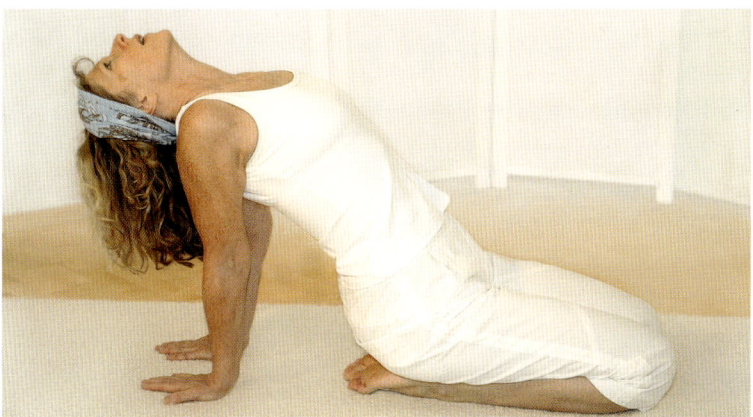

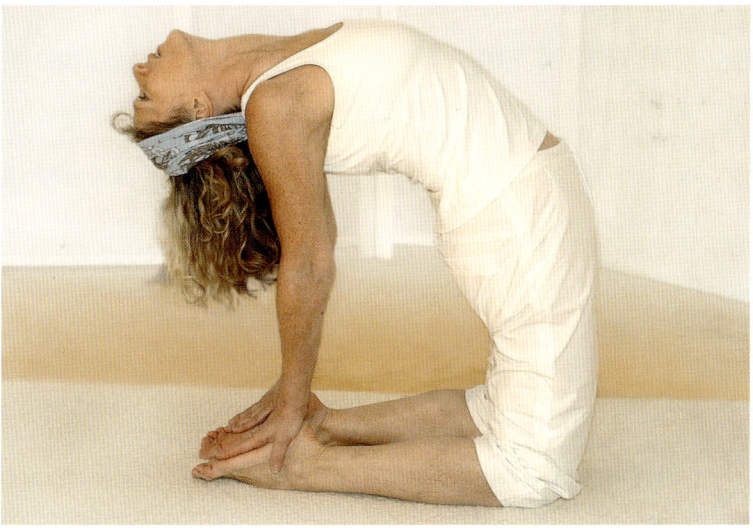

Vorübung: Kommen Sie in den Fersensitz (legen Sie evtl. ein Kissen oder eine gerollte Decke unter das Gesäß) und dehnen Sie die Wirbelsäule nach oben und das Steißbein nach unten vorne; der Kopf ist in der Mitte, der Nacken leicht gedehnt. Setzen Sie die Hände nacheinander hinter den Füßen auf, weiten Sie mit der Einatmung den Brustraum und lassen Sie den Kopf sinken, so weit es Ihnen gut tut, verweilen Sie einige Atemzüge in dieser Haltung. Aktivieren Sie dann einatmend den Beckenboden und heben Sie Ihr Becken ausatmend so hoch, wie es Ihnen möglich und angenehm ist. Verweilen Sie wieder einige Atemzüge und kommen Sie mit einer Einatmung zurück in den Fersensitz und beugen Sie sich ausatmend nach vorne in die Embryohaltung, die Stirn zum Boden.

Kamel: Richten Sie sich aus dem Fersensitz auf in den Kniestand, stützen Sie die Hände in die Taille und schieben Sie Ihr Becken langsam nach vorne, während Sie den Brustraum weit werden lassen. Lösen Sie die Arme, lassen Sie das Becken weit nach vorne gedehnt und auch den Brustraum weit, bringen Sie erst den einen, dann den anderen Arm nach hinten und legen Sie die Handflächen ohne Gewicht auf die Füße, atmen Sie tief ein und lassen Sie den Kopf sinken, so weit es Ihnen gut tut. Verweilen Sie einige Atemzüge in dieser Haltung. Aktivieren Sie einatmend den Beckenboden, kommen Sie wieder zurück in den Fersensitz, beugen Sie sich ausatmend vor und entspannen Sie in der Embryohaltung.

Wirkung: Belebend auf Körper und Geist. Alle Brust weitenden Yogaübungen haben einen anregenden und stimmungsaufhellenden Charakter. Dehnt die vorderen Oberschenkel, die Bauchmuskeln, die Zwischenrippenmuskeln und das Zwerchfell.

Bitte beachten: Als Unterstützung können Sie ein dickes Kissen auf die Fersen legen und dort Ihre Hände auflegen. Bei Rückenproblemen oder hohem Blutdruck führen Sie bitte nur die Vorübungen durch. Beachten Sie auch „So üben Sie richtig", Seite 61)

Sequenz zur Hormonbalance

Setzen Sie sich in einer bequemen Haltung auf ein Kissen und machen Sie 10- bis 15-mal die aktivierende Bauchatmung oder die Feuer-Atmung (siehe Seite 32, 37). Führen Sie anschließend die Energielenkung durch (siehe Seite 55).

Kommen Sie dazu in die Rückenlage, in dem Sie Ihr rechtes Knie mit den Händen fassen, das Kinn Richtung Kehle dehnen und langsam Wirbel für Wirbel zurückrollen, stellen Sie die Beine auf und lehnen Sie die Knie aneinander.

Nach der Energielenkung reiben Sie ihre Hände, bis sie warm sind und legen Sie sie auf den Bereich der Ovarien. Kommen Sie in ein meditatives Nachspüren und wiederholen Sie innerlich mehrmals die Affirmation.

Affirmation: „Heilende Energie durchströmt meinen Körper und jedes Organ."

Wirkung: Die Atemübung aktiviert die Energie in den Ovarien, die anschließende Energielenkung bringt die Energie in Bewegung und lenkt sie in die Bereiche der weiblichen Drüsen und stimuliert diese.

Gute Laune-Übung

Dynamischer Atem-Tanz aus dem Kundalini-Yoga

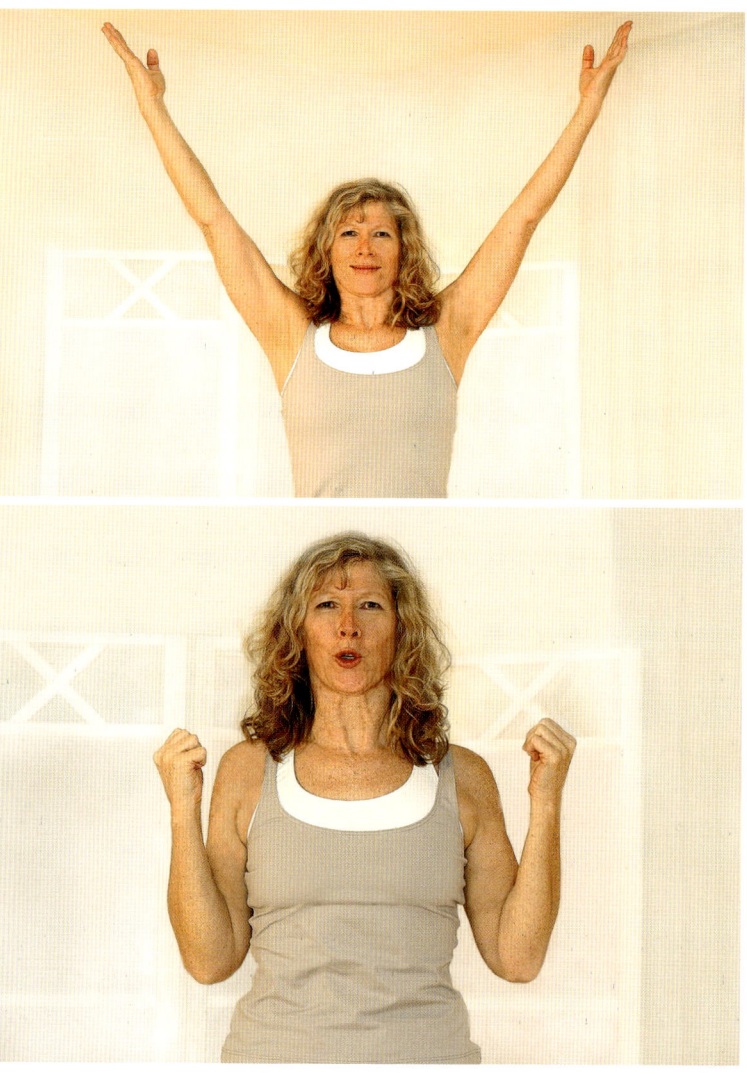

Legen Sie Ihre Lieblings-CD mit animierender, rhythmischer Musik auf. Strecken Sie im Atemrhythmus, einatmend Arme und Finger nach oben, atmen Sie dann kräftig und hörbar durch den geöffneten Mund mit „ha" oder „hu" aus, bilden Sie dabei Fäuste, Daumen nach innen, und ziehen Sie die Arme zum Körper heran. Lassen Sie Spannungen, Angst, „Festsitzendes" etc. mit dem Ausatem los. Verlagern Sie dabei abwechselnd das Gewicht von einem Bein auf das andere und ziehen Sie den Fuß des jeweils freien Beines hinter den Unterschenkel des anderen Beines.

Wirkung: Baut Aggressionen und gestaute Wut ab, wirkt stimmungsaufhellend, bringt frische Energie.

Meditative Übung

Die weiblichen Organe aufladen und Belastendes ableiten

Kommen Sie in eine Steh- oder Sitzhaltung, die Fußsohlen sollten gleichmäßig Kontakt zum Boden haben. Reiben Sie die Hände, bis sie warm sind, und legen Sie sie auf Ihren Unterleib. Kommen Sie in Kontakt mit Ihren weiblichen Organen. Nehmen Sie wahr, wie sich die Organe anfühlen. Strecken Sie nun die Arme leicht seitlich aus, mit den Handflächen nach oben. Atmen Sie tief ein und holen (saugen) Sie dabei Energie, Wärme und Licht in die Hände. Legen Sie nun die aufgeladenen Hände wieder auf Ihren Unterleib und nehmen Sie wahr, wie die ganze Kraft zu den weiblichen Organen hinströmt. Spüren Sie das, während Sie einatmen, und stellen Sie sich ausatmend vor, wie alles Belastende, Schmerzhafte, Harte, Dunkle, Ungute durch die Beine in die Erde abgeleitet wird, Sie verlässt und Sie alles loslassen. Wiederholen Sie das 5- bis 10-mal.

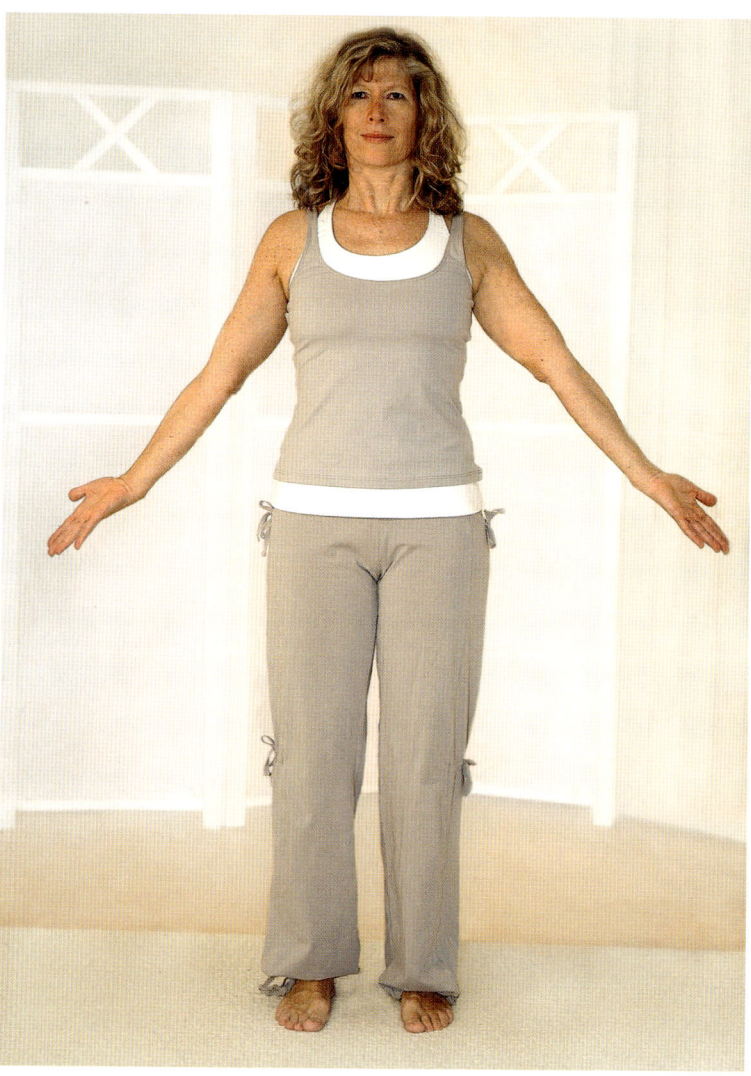

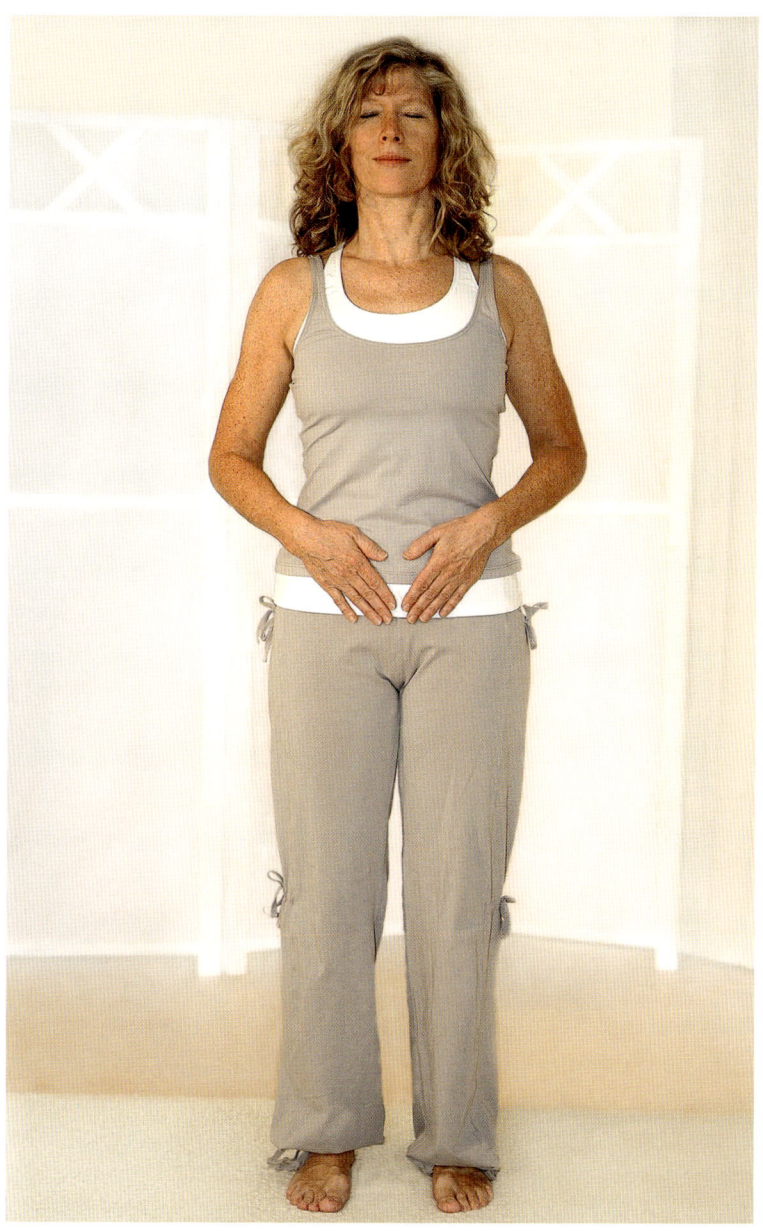

Wirkung: Befreiend; Negatives, das sich im Körper und in den Organen festgesetzt hat, wird transformiert.

> **Sorgen Sie für ausreichend Schlaf. Schlafdefizit kann zu depressiven Verstimmungen, zu Reizbarkeit und chronischer Erschöpfung führen.**
> **Eine neue interessante Aufgabe, ein neues Hobby oder ein soziales Engagement sind allesamt Rezepte gegen depressive Verstimmungen oder das Gefühl von Leere.**

Mantra

So-Ham – Uraltes vedisches Mantra hilft bei Ängstlichkeit und psychischen Verstimmungen

Ein Mantra besteht aus einer meist kurzen Abfolge von Silben oder Worten, die (innerlich) gesprochen, gesungen oder rezitiert werden und denen eine große energetische Qualität zugesprochen wird. Mantras werden in allen Kulturen wegen ihrer Wirkung auf Körper und Gemüt angewandt.

Das uralte vedische Mantra So-Ham bedeutet: „Ich bin, die (der) ich bin" bzw. „Ich bin, was ich bin."

Einatmen = So (individueller Aspekt), Ausatmen = Ham (universeller Aspekt).

Ausführung: Nehmen Sie eine bequeme Sitzhaltung ein, legen Sie die Kuppen von Daumen und Zeigefinger aneinander, die Hände zeigen nach oben. Dies ist die Geste des Bewusstseins, Jnana-Mudra. Sprechen Sie innerlich bei jedem Einatmen SO und bei jedem Ausatmen HAM. Das Mantra und der Atem werden eins.

Versuchen Sie nach einer Weile des Übens, das Mantra nicht mehr innerlich zu formulieren, sondern immer mehr innerlich zu hören, dadurch verbindet es sich noch mehr mit dem Atem; der Geist wird immer ruhiger.

Variation: Lassen Sie den Aspekt der Selbstannahme immer stärker werden: Ich bin, die ich bin. Sie können ergänzen: Ich bin gut so, wie ich bin, ich bin in Ordnung.

Wirkung: Stärkt die Selbstannahme, wirkt tief beruhigend, besonders wenn wir an uns zweifeln, wir mutlos sind oder jemand uns gekränkt hat.

> **Um anfliegenden negativen Gedanken, Verstimmungen, Frustrationen oder emotionalen Staus frühzeitig entgegenzutreten, gehen Sie so oft wie möglich an die frische Luft! 30 bis 40 Minuten Bewegung reichen aus, um die Produktion von Endorphinen anzuregen. Sie heißen auch „Glückshormone". Diese Botenstoffe verbessern die Stimmung, wir fühlen uns wohler.**

Ernährungstipps

Ernährung umstellen: Weniger tierische Fette. Koffein, Nikotin und Alkohol meiden oder reduzieren.

Ein leckerer Tipp: In dunkler Schokolade sind ebenfalls Bausteine enthalten, die der Körper in Endorphine umwandelt – ein wirksames Mittel und, in Maßen genossen, sogar gesund!

In der Naturheilkunde gelten Johanniskraut oder Passionsfrucht als natürliche Antidepressiva. (Eine eventuell hoch dosierte Therapie mit Johanniskraut sollten Sie aber mit Ihrer

Ärztin/Ihrem Arzt abklären, da unter Lichteinwirkung Hautirritationen auftreten können.)

Vanille – sinnlich und verführerisch: Die Heilkraft der Vanille wird als Aphrodisiakum und Hirntonikum eingesetzt und hilft auch bei depressiven Verstimmungen.

Rezept: Vanillesirup
Mischen Sie braunen Zucker und Wasser zu gleichen Teilen und geben Sie einige Vanilleschoten dazu und alles zusammen in ein Glas mit Schraubverschluss. Lassen Sie das mindestens 1 bis 4 Tage stehen. Dann ist der Sirup fertig und schmeckt fein nach Vanille. Sie können ihn für Obstsalat, Yoghurt, Tee usw. verwenden.

> **Wundermittel gegen Depression: Wasser!**
> **Das Element Wasser hat die Fähigkeit, zu verwandeln und zu transformieren. Deshalb wirkt natürlich im Sommer das Schwimmen in einem See oder Fluss wie ein wunderbarer „Aufheller". Auch viel Wasser trinken hilft, ebenso wie Baden und Duschen.**

Unterstützendes

- Aromaöl für die Duftlampe: Eine Mischung aus Vanille und süßer Orange hebt die Stimmung; Bergamotte macht fröhlich und ausgeglichen; Jasmin hilft bei Angst und depressiven Verstimmungen.
- Lichttherapie: Halten Sie sich viel bei Tageslicht im Freien auf.
- Nehmen Sie sich Zeit für sich selbst und schenken Sie sich Aufmerksamkeit: Ein Verwöhnprogramm im Bad

kann Wunder wirken, um sich wieder weiblicher, schöner und entspannter zu fühlen. Gönnen Sie sich nach einem Bad oder dem Duschen, Ihren Körper langsam und bewusst mit einer für Sie angenehm duftenden Emulsion aus natürlichen Ingredienzien einzucremen. Oder massieren Sie sich sanft und langsam mit einem ayurvedischen Öl. Spüren Sie den sinnlichen Empfindungen nach. Das kann Sie in eine belebende, wohlige Stimmung versetzen und so manche Missstimmung auflösen.
- Innere Haltung – Die Macht der Gedanken: Finden Sie kraftspendende Gedanken (Affirmationen), die zu Ihrem persönlichen Leben passen, z. B. „Ich bin in Frieden mit mir und mit meinem Leben" (mehr über Affirmationen siehe Seite 50).

Da gerade im Brustbereich oft Verspannungen sitzen, die auch unsere Psyche beeinflussen, sind weitende, öffnende Übungen in diesem Bereich wichtig. Man kann auch den Umkehrschluss beobachten: Durch eine öfters getrübte Stimmung sinken Brustbein und Brustkorb ein. Dadurch wird die Sauerstoffaufnahme geringer (das Atemvolumen wird kleiner), was wiederum ungünstige Auswirkungen auf unsere Stimmung hat.

Stress

Affirmation: „Ich befreie mich von Druck, bin mutig und frei."

Unser Leben ist einem ständigen Wechsel von Spannung und Entspannung ausgesetzt. Dieser Wechsel ist eigentlich natürlich und biologisch gesund, denn unser Organismus braucht unterschiedliche Impulse, um körperlich und geistig aktiv zu bleiben.

Unser vegetatives Nervensystem ist ein empfindliches Sensorium, das auf Reize reagiert und das in der Menopause noch sensibler werden kann. Bei Stress gibt es Impulse weiter, die bewirken, dass Stresshormone ausgeschüttet werden: Cortisol, Noradrenalin und Adrenalin, die in den Nebennieren produziert werden.

Was ist eigentlich Stress?

Stress ist ein verbreitetes Phänomen. Wir unterscheiden positiven und negativen Stress. Positiver Stress ist anregend und gesund. Wenn wir uns beispielsweise einer neuen Aufgabe widmen, auf die wir Lust haben und die vielleicht unter einem Zeitlimit steht, wird das Hormon Adrenalin ausgeschüttet, wir fühlen uns angeregt, sind hellwach, kribbelig und voll konzentriert. Über positiven Stress brauchen wir uns eigentlich keine Sorgen zu machen.

Werfen wir einen Blick auf den sogenannten negativen Stress: Er ist eine Reaktion von Körper, Geist und Seele auf starke Anforderungen jeglicher Art: körperliche Bedrohung, Zeitdruck, seelische Belastungen (Mobbing), Perfektionsansprüche, Existenzängste, Krankheiten und vieles mehr. Die Wissenschaftler sind sich mittlerweile einig, dass etwa siebzig Prozent aller Krankheiten stressbedingt sind.

Stress laugt aus, macht müde, schürt Ängste, was vielen Frauen besonders in den Wechseljahren zu schaffen machen kann. Der Körper ist in einer Alarmbereitschaft, die Herzfrequenz verändert sich, der Blutdruck erhöht sich, die Pulsfrequenz steigt. Oft stellen sich Rückenschmerzen ein, da sich der Muskeltonus verändert, alles wird enger. Und das ist es auch, was wir fühlen: Enge.

Eustress: (griechisch, eu = gut) positiver Stress.

Disstress: (griechisch, dis = schlecht) negativer Stress; der Körper wird über einen längeren Zeitraum hinweg überlastet, das Wohlbefinden ist gestört; dies macht auf Dauer krank.

Wenn Sie feststellen, dass Ihre Schulter- und Rückenmuskulatur dauerverspannt und verhärtet ist, Sie nachts oft die Zähne zusammenbeißen, Schlafstörungen, Magenbeschwerden, Herzdruck oder eine erhöhte Pulsfrequenz oder Ähnliches registrieren, dann sind die Auswirkungen von Stress schon deutlich spürbar, und Sie sollten für Ausgleich sorgen.

Was passiert bei Stress im Körper?

Die Hormone Adrenalin und Noradrenalin werden ausgeschüttet, Steroidhormone – z. B. Cortisol – werden in den Blutkreislauf gebracht. Der Herzschlag wird schneller, das Immunsystem geht in den Kampfmodus, die Gefäße verengen sich. Zucker und Blutfette für Bereitstellungsenergie in den Muskeln schießen ins Blut. Der Körper ist in Alarmbereitschaft.

In der frühen Menschheitsgeschichte war es sinnvoll, dass bei Bedrohung durch kriegerische Artgenossen oder wilde Tiere der ganze Körper in Anspannung geriet, um sich zu verteidigen, um kämpfen oder schnell weglaufen zu können. Die bereitgestellte Energie wurde dringend benötigt, sie wurde verbraucht und abgebaut.

In unserem heutigen Alltagsleben wirken alle möglichen äußeren Reize – in Beruf, Familie, Umwelt – genau wie früher auf unser biologisches System ein, nämlich Stress auslösend. (Wussten Sie, dass der häufigste Stressreiz auf die Menschen Lärm ist?) Der Körper reagiert wie oben beschrieben, doch die bereitgestellte Kampfenergie wird nicht verbraucht. Dadurch bleiben die Stresshormone im Blut, Körper und Muskeln angespannt, Blutdruck und Puls oft stark erhöht, Zucker und Fette kreisen weiter durch die Blutbahn. Die Organfunktionen sind dann teilweise reduziert oder auch überaktiv (insbesondere die Verdauung!). Bei Dauerbelastung werden diese Spannungszustände chronisch und können fatale Folgen für unsere Gesundheit haben.

Wenn der Ausgleich zwischen Spannung und Entspannung nicht mehr ausgewogen ist und Dauerstress entsteht, kann auch das hormonelle Gleichgewicht empfindlich gestört werden. Stress beschleunigt darüber hinaus auch den Alterungsprozess!

Mit Stress umgehen lernen

Wir können lernen, mit dem Energieräuber Stress besser umzugehen! Unsere Atmung ist eines der wirksamsten Mittel, um Stress sanft und schnell abzubauen. Wird der Atem langsamer und tiefer (niedrige Atemfrequenz), beruhigt sich das Herz, der Herzschlag wird ruhiger (niedrige Herzfrequenz). Die Stress-Symptome lassen nach, und wir fühlen uns wieder ausgeglichener und zuversichtlicher. Auch einem Leistungstief können wir durch eine vertiefte Atmung wirkungsvoll begegnen.

Yoga ist eines der ältesten Anti-Stress-Programme. Es wirkt sowohl im Akutfall als auch zur Vorbeugung. Regelmäßiges Üben löst Verspannungen jeglicher Art. Die Asanas kräftigen und stabilisieren das Gesamtsystem Mensch. Dadurch kann man nachhaltig die Umgangsweise mit Stressfaktoren verändern – eine der wichtigsten Voraussetzungen dafür, um ihnen auf Dauer wirkungsvoll zu begegnen!

Yoga-Atmung

Vollständige Yoga-Atmung (siehe Seite 32)

Nasenwechselatmung NADI-SODHANA (siehe Seite 34)

Wirkung: Beruhigend, ausgleichend und regenerierend. Gleicht die beiden Hirnhälften aus.

Atem-Entspannungsübung für zwischendurch

Wenn Sie merken, dass Sie gestresst sind – egal, wo Sie sich gerade befinden –, so nutzen Sie die nächste Gelegenheit, um sich zu setzen. Sind Sie in der Wohnung, so lüften Sie kurz durch. Legen Sie die Hände auf die Oberschenkel, atmen Sie tief und lang ein, richten Sie dabei Körper und Wirbelsäule auf. Drücken Sie die Sitzhöcker zur Unterlage hin, halten Sie am Ende der Einatmung (Atemfülle) kurz inne und lassen Sie dann mit einem langen Ausatmen die Schultern sinken.

Geben Sie im Rücken etwas nach, lassen Sie den Kopf sanft nach vorne sinken und stellen Sie sich dabei im Geiste vor, wie mit der Ausatmung alle Anspannung Ihren Körper verlässt. Nach dem Ausatmen (Atemleere) halten Sie inne und atmen Sie dann einige Atemzüge normal weiter, bewegen Sie den Kopf dabei sanft hin und her. 3- bis 5-mal wiederholen.

Affirmation: „Einatmend lade ich mich auf, ausatmend entspanne ich und lasse ganz los."

Wirkung: Bei Stress wird der Atem sehr flach und der Körper ist angespannt. Der tiefe Atem beruhigt, und durch die Konzentration auf den Atem wird der unruhige Geist (die Gedanken) ruhiger und bewusst und kann sich aus der Stress-Situation lösen. Die Übung ist auch für den Nacken sehr wohltuend.

Meditations-Übung

Freiraum schaffen – Ressourcen aufladen

Suchen Sie sich einen geschützten Raum und ein Stück Natur. Das kann eine Blume auf Ihrem Schreibtisch sein oder der Blick aus dem Fenster z. B. auf einen Baum oder den Himmel. Hängen Sie ein Schild an die Tür „Bitte nicht stören".
    Konzentrieren Sie sich schweigend für 5 bis 10 Minuten auf das Objekt oder den Ausblick und lassen Sie sich durch nichts ablenken. Schalten Sie für diese Zeit so weit wie möglich alle Außenreize aus.

Leichte Übung gegen Stress und zur Stärkung des Immunsystems

Das Klopfen der Thymusdrüse ist eine schnelle und effektive Methode, um Stress abzubauen und die Abwehrkräfte zu steigern. Die Thymusdrüse (auch Thymus genannt) gehört zum lymphatischen System und ist eine endokrine Drüse im hormonellen System. Sie liegt hinter dem Brustbein in der Mitte des Brustkorbs und steht in engem Zusammenhang mit dem Immunsystem und dem Knochenmark. Der Thymus wird durch Stress geschwächt. Wird er angeregt, schüttet er vermehrt T-Zellen, für die Immunabwehr wichtige Blutzellen, aus. Ein gestärkter Thymus trägt zur Entspannung und Lebensfreude bei.

Brustklopfende Atemübung: Kommen Sie in eine bequeme Sitzhaltung, legen Sie die Fingerkuppen beider Hände auf den Bereich des Brustbeins. Einatmend klopfen Sie mit den Fingerkuppen den Bereich des Brustbeins und dann weiter auch den Bereich des Brustkorbs, halten Sie in der Atemfülle kurz inne und klopfen Sie wieder kräftig den gleichen Bereich während der Ausatmung.
3- bis 5-mal wiederholen.

Wirkung: Stärkt das Immunsystem, die Bronchien und Lunge, erfrischt den Geist.

Übungen/Asanas

Baum   VRIKSHASANA

Vorübung: Beckenkreisen (siehe Seite 72)

Übung: Stellen Sie sich aufrecht hin, das Gewicht gleichmäßig verteilt, die Füße sind hüftbreit voneinander entfernt und stehen parallel zueinander. Verlagern Sie Ihr Gewicht auf das rechte Bein. Legen Sie nun den linken Fuß mit der Fußsohle an den inneren Kniebereich oder zum inneren Oberschen-

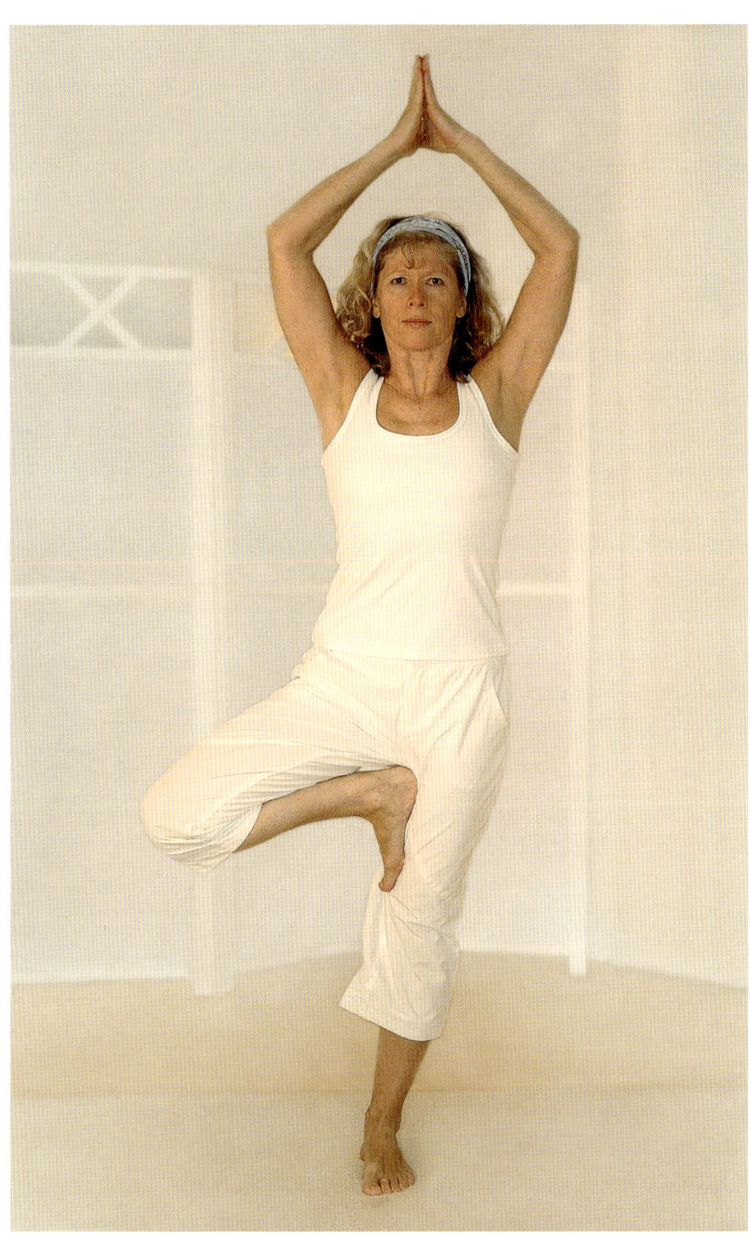

kel, geben Sie im Hüftgelenk nach, damit das Knie zur Seite zeigen kann. Nehmen Sie die Hände mit zusammengelegten Handflächen vor das Brustbein und führen Sie sie einatmend langsam nach oben bis über den Kopf.

Halten Sie diese Position für 5 bis 10 Atemzüge und wechseln Sie dann das Bein.

Wirkung: Stärkt Gleichgewicht und Konzentration, fördert die Stabilität und Zielorientiertheit in unserem Leben und hilft uns, körperliche und geistige Festigkeit zu entwickeln.

Bitte beachten: Schultern nicht hochziehen, Becken in der Mitte lassen, Beckenboden anspannen. Hände und Arme wieder auf die gleiche Weise zurückführen, Arme hängen lassen, Schultern entspannen.

Der Löwe SIMHASANA

Kommen Sie in den Fersensitz und ziehen Sie das Steißbein nach unten vorne, damit Wirbelsäule und Rücken lang werden. Legen Sie die Hände auf die Oberschenkel, atmen Sie tief ein und spannen Sie den Beckenboden an. Spreizen Sie die Finger weit auseinander, als ob Sie Krallen hätten. Gleiten Sie mit den Händen auf den Oberschenkeln mit einer Vorwärtsbewegung nach vorne bis zu den Knien, lassen Sie dabei Ihr Gesäß auf den Fersen. Reißen Sie die Augen weit auf (wilder Blick!), starren Sie nach vorne oder rollen Sie die Augen nach oben und strecken Sie die Zunge weit aus dem Mund heraus. Atmen Sie dabei geräuschvoll aus (wie ein Löwe).

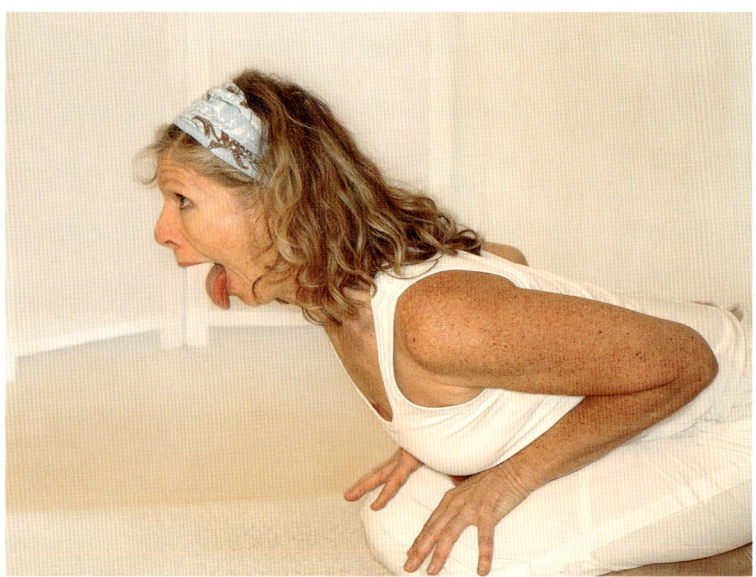

Wirkung: Befreiend, fördert Mut, Furchtlosigkeit und Ausdrucksstärke.

Hilft, emotionale Spannungen und inneren Druck zu beseitigen, und stärkt damit das innere Gleichgewicht. Gut für die Stimme, entspannt und strafft das Gesicht und festigt die Muskulatur des Nackens. Hilft bei Halsschmerzen.

Balancierhaltung im Sitzen, mit Übergang zum *Boot NAVASANA*

Setzen Sie sich aufrecht hin, stellen Sie die Füße auf, aber nicht zu nah an den Körper, Knie und Füße sind in zirka 20 cm Abstand zueinander. Neigen Sie den Rumpf etwas nach hinten, lösen Sie die Beine vom Boden und bringen Sie mit langem Rücken die Unterschenkel in die Waagerechte. Fas-

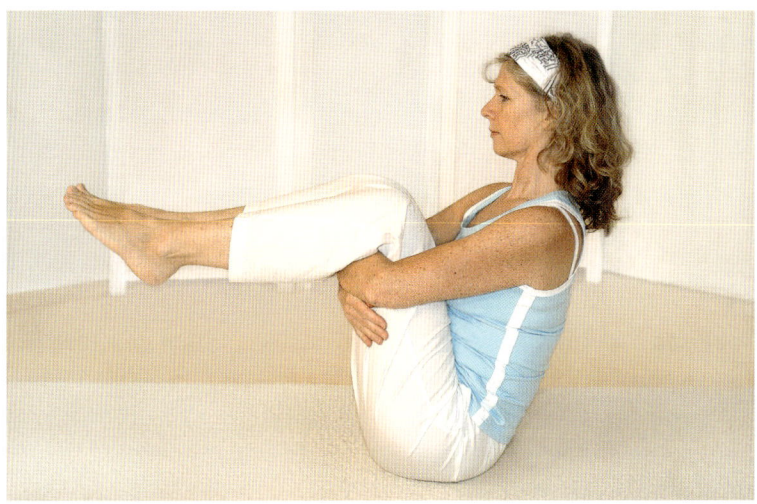

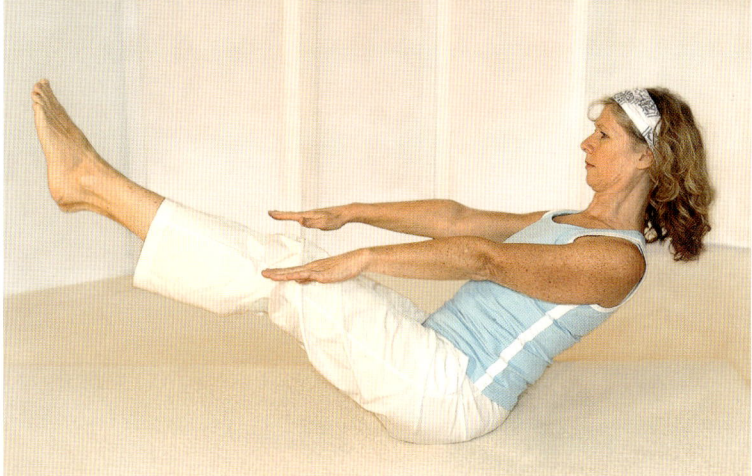

sen Sie unter den Knien Ihre Ellbogen; Rücken und Nacken bleiben lang.

Boot: Lösen Sie die Arme von den Beinen, heben Sie Ihr Brustbein und strecken Sie die ganze Wirbelsäule, neigen Sie den Rumpf etwas nach hinten und strecken Sie die Beine ausatmend schräg nach oben und die Arme waagerecht nach vorne. Dehnen Sie die Schultern nach hinten, Rücken und Nacken bleiben lang. Atmen Sie gleichmäßig und verweilen Sie einige Atemzüge in dieser Position.

Tipp: Wenn die Kraft noch nicht ganz reicht oder der Rücken rund wird, dann kehren Sie zur Balancierhaltung zurück.

Wirkung: Trainiert das innere und äußere Gleichgewicht, beruhigt den „inneren Sturm" und hilft uns, eine friedliche Haltung zu entwickeln. Fördert die Durchblutung von Bauch und Unterleib, kräftigt die Bauchmuskeln und die Muskeln der Oberschenkel vorne. Durch die Streckung des Rumpfes werden die Muskeln entlang der Wirbelsäule intensiv trainiert, vor allem im Lendenbereich. Regt den Stoffwechsel an und stärkt die Nieren.

Zange/Kniekuss PASCHIMOTANASANA

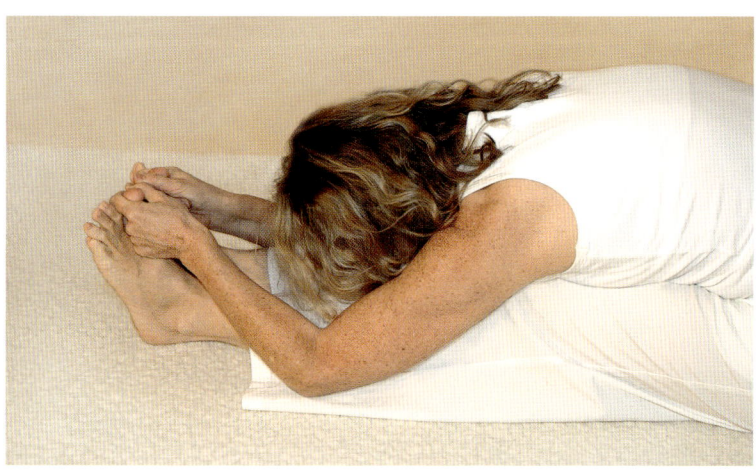

Kommen Sie in den Langsitz mit gestreckten Beinen und nehmen Sie die Stockhaltung ein (siehe Seite 67).

Achten Sie darauf, dass Sie beide Gesäßhälften gleichmäßig spüren, heben Sie einatmend die Arme über die Seite und dehnen Sie dabei Rücken und Nacken lang. Ausatmend kommen Sie langsam mit gedehntem Rücken aus dem Hüftgelenk in die Vorbeuge, aber nur so weit, wie es Ihnen mit geradem Rücken und ohne Anspannungen gelingt. Bleiben Sie einige Atemzüge in dieser Haltung, dehnen Sie sich einatmend noch einmal lang und kommen Sie ausatmend etwas weiter nach unten, fassen Sie dabei Ihre großen Zehen von innen mit dem Zeigefinger, bleiben Sie 3 bis 5 Atemzüge in dieser Haltung und atmen Sie dabei gleichmäßig und tief in den gedehnten Rücken.

Variation: Legen Sie eine dicke Rolle oder eine gefaltete Decke über die Schienbeine.

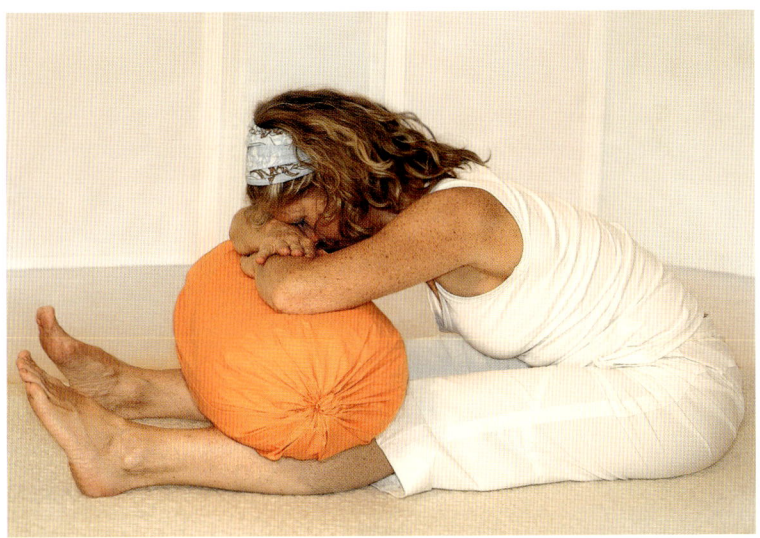

Wirkung: Beruhigend; löst Ängste, fördert Loslassen und Hingabe. Dehnt den ganzen Rücken und die Rückseite der Beine; die Bauch- und Unterleibsorgane werden massiert und die Blutzirkulation wird verbessert.

Tipp: Falls es noch schwerfällt, im Rücken gestreckt zu bleiben, dann heben Sie die Knie etwas vom Boden ab und drücken Sie die Fersen zum Boden und gehen Sie nur so weit, wie es Ihnen möglich ist (siehe auch „So üben Sie richtig", Seite 61).

Weitere wirkungsvolle Übungen sind:

Katze   MAJARIASANA

(siehe Seite 110)

Wirkung: Beruhigend; fördert Beweglichkeit, Flexibilität in Rücken und Wirbelsäule; die Spinalnerven werden stimuliert und der ganze Rücken energetisiert. Bringt auch Erleichterung bei Druckgefühlen im Körper, z. B. bei Menstruationskrämpfen.

Drehsitz   ARDHA-MATSYENDRASANA

(siehe Seite 94)

Wirkung: Stärkt das sympathische Nervensystem, wirkt Stress abbauend, beruhigt und hilft, im inneren Gleichgewicht zu bleiben. Verbessert die Flexibilität der Wirbelsäule und stärkt den Rücken.

Sequenz zur Hormonbalance

Setzen Sie sich in einer bequemen Haltung auf ein Kissen und machen Sie 10- bis 15-mal die aktivierende Bauchatmung oder die Feuer-Atmung (siehe Seite 32, 37). Führen Sie anschließend die Energielenkung durch (siehe Seite 55).

Kommen Sie dazu in die Rückenlage, indem Sie Ihr rechtes Knie mit den Händen fassen, das Kinn Richtung Kehle dehnen und langsam Wirbel für Wirbel zurückrollen, stellen Sie die Beine auf und lehnen Sie die Knie aneinander.

Nach der Energielenkung reiben Sie ihre Hände, bis sie warm sind und legen Sie sie auf den Bereich der Ovarien. Kommen Sie in ein meditatives Nachspüren und wiederholen Sie innerlich mehrmals die Affirmation.

Affirmation: „Heilende Energie durchströmt meinen Körper und jedes Organ."

Wirkung: Die Atemübung aktiviert die Energie in den Ovarien, die anschließende Energielenkung bringt die Energie in Bewegung und lenkt sie in die Bereiche der weiblichen Drüsen und stimuliert diese.

Leichte Entspannungsübungen

Entspannung in der Totenstellung SAVASANA

Nehmen Sie die Rückenlage ein. Die Beine sind leicht geöffnet, die Arme liegen neben dem Körper, die Handflächen sind nach oben gerichtet. Spüren Sie ganz bewusst, wie die Erde Sie trägt, und lassen Sie in Gedanken vertrauensvoll immer mehr los. Wenn Sie bereit sind, schließen Sie die Augen und wandern Sie in Ihrer Vorstellung durch den Körper. Beginnen Sie bei den Füßen, verweilen Sie dort und versuchen Sie, die Füße in allen Einzelheiten genau zu spüren. Gehen Sie auf diese Weise weiter durch den Körper und nehmen Sie dabei alles wahr: Beine, Knie, Oberschenkel, Becken, Bauchraum, Brust, Rücken, Schultern, Arme, Hände, Hals, Kopf, Gesicht.

Atmen Sie ruhig und gleichmäßig durch die Nase ein und aus. Nehmen Sie wahr, wie Ihre Gedanken ruhiger werden, der Atem langsamer und gleichmäßiger wird, der Körper sich schwerer und entspannter anfühlt. Genießen Sie diese Stimmung eine Weile und spüren Sie Ihrem Befinden nach. Zum Abschluss räkeln und dehnen Sie sich ausgiebig.

Halbe Kerze mit den Beinen an der Wand

(siehe Seite 122)

Es tut gut, auf dem Rücken mit den Beinen an einer Wand zu liegen. Besonders wenn man viel Zeit im Stehen verbracht hat. Spüren Sie, wie das Blut aus den Beinen in den Rumpf zurückfließt. Die Übung ist auch bei Krampfadern wohltuend, sie entlastet zudem das Herz.

Wirkung: Stärkt das Loslassen, bringt tiefe Erholung, das Tun besteht im „Nicht-Tun". Beruhigt die Nerven und das Herz, senkt den Blutdruck, verbessert Spannungs- und Angstzustände, die Gedanken werden ruhiger.

Meditation

Momente der Stille: Setzen Sie sich auf ein Meditationskissen oder auf einen Stuhl (nicht anlehnen), Schultern und Nacken sind entspannt, der Rücken ist aufgerichtet. Legen Sie Daumen und Zeigefinger mit den Kuppen zusammen, die Handflächen zeigen nach oben (Jnana-Mudra, Geste des Bewusstseins). Konzentrieren Sie sich auf den Atem und sagen Sie innerlich: „Einatmend fühle ich mich ruhig, ausatmend fühle ich mich leicht", bis Atem und Worte eins werden. Fahren Sie in dieser Weise für 5 bis 10 Minuten fort.

Durch Yoga und Meditation verbessert sich Ihr Körpergefühl, Sie werden sensibler für sich selbst, dadurch können Sie viel früher spüren, wenn etwas mit Ihnen nicht stimmt. So können Sie dem Stress entgegensteuern und damit letztendlich auch Krankheiten vorbeugen.

Ernährungstipps

Achten Sie auf eine vitaminreiche Frischkost-Ernährung. Essen Sie häufig Obst, Salate, Gemüse und Getreide, denn Stress führt zu einem höheren Verbrauch von Vitalstoffen.

Walnüsse: Nervennahrung durch B-Vitamine, Magnesium und Lecithin. Sie gelten als wichtige Bausteine für Antioxidantien, die vor Arteriosklerose oder Krebs schützen sollen.

Tipp: Reichlich gehackte Walnüsse (sind sie geröstet, intensiviert sich der Geschmack!) über einen Salat oder ein Gemüsegericht geben.

Unterstützendes

- Aromatherapie: Düfte beeinflussen unser gesamtes Empfindungssystem und können gerade auch bei Stress unser Wohlbefinden verbessern, uns beruhigen und entspannen.
- Geeignete Öle sind: Geranium, Lavendel, Bergamotte, Rose, Zedernholz. Eine Mischung aus Sweet Orange, Basilikum und Fenchel hat sich als besonders wirksam erwiesen.

Genießen Sie einen Ölzusatz in Ihrem nächsten Vollbad. Oder geben Sie eines der oben genannten Öle – auch kombiniert – in eine Duftöllampe und lassen Sie sich von dem Raumaroma umfangen. So fördern Sie Ihre Entspannung! Die Duftstoffe gelangen in das Riechhirn, in den Teil des limbischen Systems, in dem auch unsere Emotionen angesiedelt sind.

Schlafstörungen

Affirmation: „Zur rechten Zeit lasse ich los und erhole mich."

Schlafstörungen beeinträchtigen viele Frauen vor oder nach der Menopause sehr. Das können Probleme mit dem Durchschlafen sein, nächtliches Aufwachen, Grübeln oder sie können sich in veränderten warm-kalt Wahrnehmungen äußern. Oft hängen mehrere Symptome zusammen. Schlafstörungen können auch eine Folge von Hitzewallungen oder Stresssymptomen sein und damit Erschöpfung, Nervosität oder Reizbarkeit nach sich ziehen. Ebenso können z. B. auch Kopfschmerzen die Folge von Schlafstörungen sein.

Leiden Sie unter Schlafstörungen, so sollten Sie sich, so oft Sie können, Zeit für einen meditativen Abendspaziergang nehmen in einer Umgebung, in der die Seele atmen kann. Verzichten Sie auf TV oder Telefonate oder aufregende Buchlektüre und genießen Sie stattdessen ruhige, meditative Musik. Oder vielleicht spielen Sie ja selbst ein Instrument oder haben es früher einmal gelernt – ein guter Anlass, es wieder einmal erklingen zu lassen! Vielleicht mögen Sie auch malen? Sorgen Sie dafür, einen geschützten Raum für Ihre Aktivitäten zu haben.

Achten Sie auf die Qualität Ihres Bettes: Aus welchen Materialien sind Gestell, Lattenrost, Matratze, Zudecke? Sind Ihnen Weichheit, Material, Farben, Größe, die Art der Beleuchtung am Bett angenehm? Manchmal kann auch der Schlafplatz selbst ungünstig sein.

Falls Sie in einer Beziehung leben, könnte es sein, dass Sie vielleicht auch manchmal gern allein schlafen möchten, um des Nachts aufstehen oder das Fenster weit öffnen zu können, ohne dass Sie eine Störung verursachen. Sorgen Sie gut für sich; es ist wichtig, Ihre Bedürfnisse anzusprechen und dafür eine Lösung zu finden.

Besser schlafen dank natürlichem Progesteron

Experten schreiben inzwischen natürlichem Progesteron eine besondere Bedeutung gegen Wechseljahrsbeschwerden zu. Sie glauben, dass Hormonschwankungen viel häufiger als bislang angenommen nicht nur auf einen Mangel, sondern öfter auch auf eine Dominanz an Östrogen zurückzuführen seien. Deshalb scheint es sinnvoll zu sein, dessen natürlichen Gegenspieler, das Progesteron, zu erhöhen. Bei Schlafstörungen erwies sich diese Strategie als wirksam. Wissenschaftler des Max-Planck-Institutes in München stellten fest, dass Frauen mit Wechseljahrsbeschwerden dadurch deutlich besser schliefen. Ihre Untersuchungen ergaben, dass die Wachzeiten der Frauen im ersten Drittel des Nachtschlafs um etwa ein Drittel abnahmen.

Ein einfacher Rat sei Ihnen besonders ans Herz gelegt: Nehmen Sie sich jeden Tag etwas Zeit für sich selbst! Auch wenn Sie stark eingebunden sind, familiäre Verpflichtungen haben und beruflich unter Leistungsdruck stehen, denken Sie daran: Sie sind in einem Wandlungsprozess. Nehmen Sie sich selbst und Ihre Befindlichkeiten wichtig. Geben Sie sich Raum für Schönes. Fühlen Sie in sich hinein, was Ihnen wirklich guttut.

> **Vielleicht möchten Sie zum Tagesausklang ein „spirituelles Tagebuch" führen. Dadurch können Sie sich die schönen oder bedeutungsvollen Erfahrungen und Momente des Tages vor Augen führen und ein Gefühl dafür entwickeln, was wirklich wichtig ist in Ihrem Leben. Und Sie können danach beruhigt und erfüllt einschlafen.**

Yoga-Atmung

Tiefe Bauchatmung (siehe Seite 31)

Wirkung: Beruhigend, erdend.

Die Kreisatmung (siehe Seite 36)

Wirkung: Tief beruhigend, hat sich sehr bewährt bei Einschlafschwierigkeiten und bei nächtlichem Aufwachen mit Gedankenflut.

Übungen/Asanas

Bitte beachten: Führen Sie die Yoga-Asanas möglichst nicht unmittelbar vor dem Schlafengehen aus. Denn obwohl sie überwiegend sehr beruhigend sind, wirken sie bei manchen Frauen auch leicht anregend.

Die Katze   MAJARIASANA mit Ujjayi-Atmung

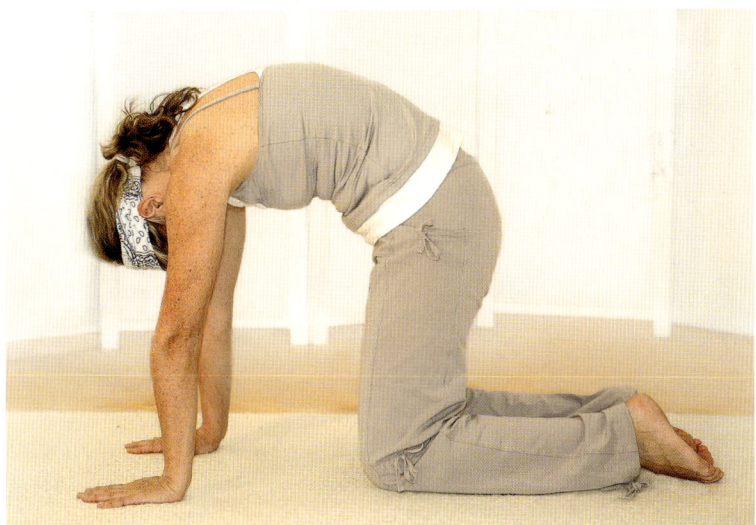

Nehmen Sie den Vierfüßlerstand ein. Der Rücken ist gerade, die Knie sind hüftbreit auseinander, die Hände sind unterhalb der Schultern und haben gleichmäßigen Bodenkontakt, die Finger sind etwas gespreizt. Einatmend beugen Sie die Ellbogen ein wenig nach hinten ein (nicht nach außen!), lassen Sie entspannt den Brustkorb sinken, ziehen Sie die Schultern nach hinten und unten (von den Ohren weg), die Schulterblätter zusammen und das Brustbein nach vorne, heben Sie am Ende der Einatmung Kopf und Blick etwas und kosten Sie die Atemfülle aus.

Ausatmend machen Sie einen Katzbuckel, strecken Sie die Arme durch, ziehen Sie das Kinn Richtung Brust und weiten Sie den Rücken; dabei werden die Rippen auseinandergedehnt, ziehen Sie die Unterbauchmuskulatur etwas nach innen.

Wiederholen Sie die Übung 4- bis 8-mal.

Wirkung: Harmonisierend, löst Verspannungen in Rücken und Wirbelsäule.

Bitte beachten: Führen Sie die Katze am Abend sehr langsam und sanft aus, da dann der Aspekt der Beruhigung im Vordergrund steht. In Verbindung mit der Ujjayi-Atmung werden Sie bald spüren, wie sich eine angenehme Ruhe in Ihnen ausbreitet.

Übungsablauf: Himmel-Erde-Mond

Grundhaltung: Kommen Sie in den Fersensitz mit geradem, aufrechtem Rücken und ziehen Sie das Kinn sanft Richtung Kehle. Die Hände liegen auf den Oberschenkeln. Bleiben Sie

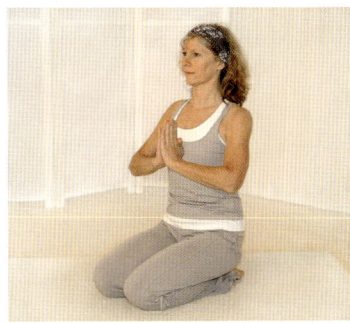

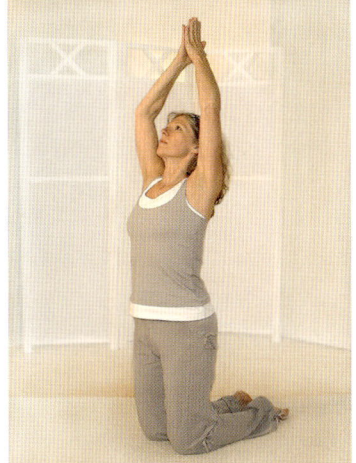

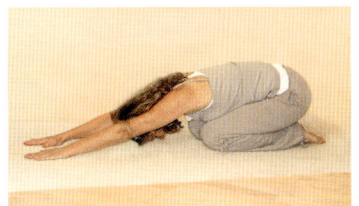

einige Atemzüge in dieser Haltung und kommen Sie ganz bei sich an.

Einatmend legen Sie nun die Hände vor dem Brustbein zusammen (Namaste-Haltung) und strecken Sie die Arme nach oben, heben Sie dabei Gesäß, Brustbein und Kinn, der Blick geht nach oben.

Affirmation: „Weit öffne ich mich dem Himmel."

Kehren Sie ausatmend in die Grundhaltung zurück und atmen Sie wieder ein.

Affirmation: „Ich komme zu meiner Mitte zurück."

Ausatmend dehnen Sie sich nach vorne, lassen Sie dabei möglichst das Gesäß auf den Fersen, strecken Sie die Arme lang nach vorne und legen Sie die Handflächen und die Stirn zum Boden.

Affirmation: „Ausatmend verbinde ich mich mit der Erde."

Kehren Sie ausatmend in die Grundhaltung zurück und atmen Sie wieder ein.

Affirmation: „Ich komme zu meiner Mitte zurück."

Atmen Sie ein, heben Sie Ihr Gesäß und zeichnen Sie symmetrisch mit den Armen, in der Mitte beginnend (Hände vor die Brust) nach außen öffnend, einen weiten Kreis – einen Mond – als Symbol für das Weibliche.

Affirmation: „Mit allem bin ich verbunden."

Wiederholen Sie den Ablauf 3- bis 5-mal oder auch öfter.

Wirkung: Dehnt, öffnet, weitet, beruhigt; verbindet mit der Weiblichkeit und den Elementen, fördert Entspannung und Beruhigung.

Stellung des Kindes (Embryo oder gerolltes Blatt)
GARBHASANA

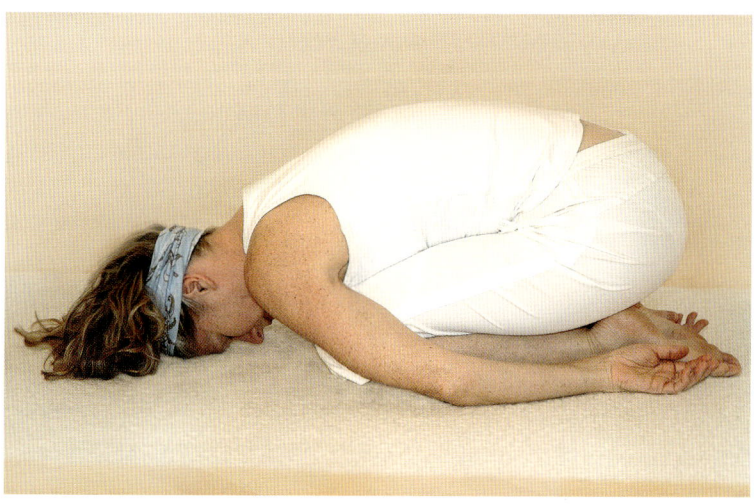

Kommen Sie in den Fersensitz mit geradem Rücken; beugen Sie sich ausatmend mit dem Oberkörper nach vorne, bis die Stirn den Boden berührt, das Gesäß lassen Sie auf den Fersen. Die Arme legen Sie neben den Körper nach hinten auf den Boden, die Handrücken haben ebenfalls Bodenkontakt. Entspannen Sie die Schultern, sodass die Schulterblätter Raum bekommen und sich voneinander wegbewegen und der obere Rücken entspannen kann. Atmen Sie tief ein und aus und spüren Sie die Atembewegung im Rücken und in den Flanken.

Wirkung: Fördert unsere Fähigkeit, loszulassen und Vertrauen zu entwickeln; harmonisiert und entspannt Rücken, Nacken, Schultern und die ganze Wirbelsäule.

Tipp: Falls Sie mit der Stirn nicht auf den Boden kommen sollten, nehmen Sie ein Kissen zur Hilfe und legen Sie die Stirn darauf.

Liegender Schmetterling BHADRASANA

Gehen Sie in die Rückenlage, die Arme liegen neben dem Körper. Legen Sie die Fußsohlen aneinander, ziehen Sie die Füße nah an Ihr Gesäß und lassen Sie die Knie sinken.

Heben Sie einatmend die Arme, legen Sie sie am Boden ab, die Ellbogen sind leicht angewinkelt. Bringen Sie die Fingerkuppen aller 10 Finger zusammen. Atmen Sie in die Dehnung hinein und verweilen Sie 5- bis 10 Atemzüge lang in dieser Haltung.

Schließen Sie die Knie wieder, heben Sie einatmend die Arme, legen Sie sie auf die Knie und ziehen Sie die Knie mit den Händen zum Körper. Verweilen Sie so 2 bis 3 Atemzüge lang, entspannen Sie dann in der Rückenlage und spüren Sie nach.

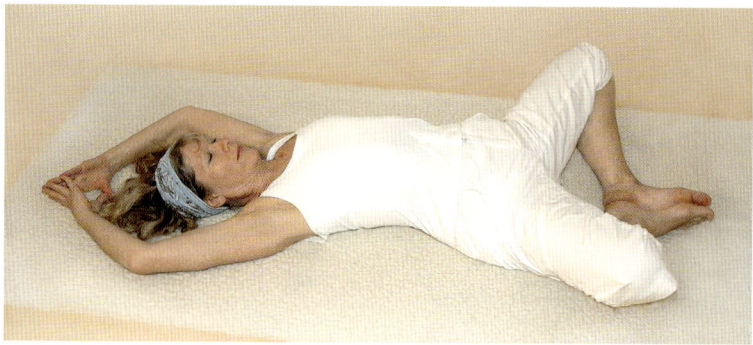

Wirkung: Die Körpervorderseite, Brustkorb, die Hüft- und Schultergelenke und die Oberschenkel-Innenseite werden geöffnet und gedehnt. Durch die Berührung der Finger und der Fußsohlen entsteht ein Energiekreislauf. Wirkt harmonisierend und entspannend.

Tipp: Um ein Hohlkreuz zu vermeiden, achten Sie darauf, dass der Lendenwirbelbereich in Bodenkontakt bleibt. Sie können auch links und rechts ein dickes Kissen unter die Oberschenkel bzw. Knie geben.

Sequenz zur Hormonbalance

Setzen Sie sich in einer bequemen Haltung auf ein Kissen und machen Sie 10- bis 15-mal die aktivierende Bauchatmung oder die Feuer-Atmung (siehe Seite 32, 37). Führen Sie anschließend die Energielenkung durch (siehe Seite 55).

Kommen Sie dazu in die Rückenlage, in dem Sie Ihr rechtes Knie mit den Händen fassen, das Kinn Richtung Kehle dehnen und langsam Wirbel für Wirbel zurückrollen, stellen Sie die Beine auf und lehnen Sie die Knie aneinander.

Nach der Energielenkung reiben Sie Ihre Hände, bis sie warm sind und legen Sie sie auf den Bereich der Ovarien. Kommen Sie in ein meditatives Nachspüren und wiederholen Sie innerlich mehrmals die Affirmation.

Affirmation: „Heilende Energie durchströmt meinen Körper und jedes Organ."

Wirkung: Die Atemübung aktiviert die Energie in den Ovarien, die anschließende Energielenkung bringt die Energie in Bewegung und lenkt sie in die Bereiche der weiblichen Drüsen und stimuliert diese.

Ernährungstipps

Rezept: Schlaf-Tee
Zutaten: Je 10 g Hopfen, Baldrianwurzel, Melissenblätter und Orangenblüten miteinander vermischen.
Zubereitung: 1 Teelöffel auf 1 Tasse, 10 Minuten ziehen lassen und ½ bis 1 Stunde vor dem Schlafengehen trinken.

Unterstützendes

- „Progesteron-Öl": Beschreibung unter „Osteoporose" (siehe Seite 107).
  Hilft allgemein bei Beschwerden in den Wechseljahren,

bei Schlafstörungen, ist nervenaufbauend, bewirkt eine bessere Verwertung des Schilddrüsenhormons und schützt vor Herzerkrankungen.
- Aromatherapie: Ayurvedisches Aromaöl „Nidra" (Lavendel und süße Orange) in der Duftlampe mit Wasser verdampfen lassen, beruhigt und unterstützt eine ruhige Nacht. Geben Sie eine Stunde vor dem Zubettgehen ein paar Tropfen in Ihre Duftlampe.
- Lavendelkissen: Füllen Sie ein kleines Kopfkissen mit getrocknetem Lavendel (Blüten und Stiele) und legen Sie es unter Ihr Bettlaken in Höhe Ihres Kopfes. Lavendel wirkt bei Schlafstörungen beruhigend, stärkt die Nerven und die Seelenkräfte. Zudem wirkt er reinigend und hält Ungeziefer aller Art fern.

Gewichtszunahme

Affirmation: „Ich bin schlank und gesund und sorge liebevoll für meinen Körper."

Nur wenige Frauen sind mit einer besonderen Veranlagung beschenkt: anscheinend vollständig alle zu sich genommene Nahrung zu verbrennen und auch keinerlei Gewichtsprobleme zu haben. Sollten Sie nicht zu dieser seltenen Spezies gehören, seien Sie darüber nicht unglücklich, denn in den allermeisten Fällen durchlaufen wir alle einen völlig natürlichen Prozess, in dem sich auch der Stoffwechsel verändert. Er passt sich hormonellen Veränderungen an, die durch viele Faktoren ausgelöst werden.

In dieser Lebensphase reduzieren wir manchmal auch unsere körperlichen Aktivitäten. Die Belastungsgrenzen der Gelenke und des Bewegungsapparates melden sich nicht selten und trüben die Motivation für sportliche Unternehmungen. Auch in der beruflichen oder familiären Situation – die Jahre voller Kindertrubel sind vielleicht gerade ausgeklungen – neigen Frauen oft verständlicherweise dazu, Umtriebigkeit gegen Behaglichkeit einzutauschen.

Da die Schilddrüse sehr sensibel auf Hormonschwankungen reagiert, können auch Funktionsstörungen für einen trägen Stoffwechsel und daraus folgend für Übergewicht verantwortlich sein (siehe auch Seite 22). Haben Sie in der Menopause sehr viel an Gewicht zugenommen, sollten Sie darüber mit Ihrer Ärztin/Ihrem Arzt sprechen.

Durch regelmäßige Yoga-Praxis in Kombination mit einem moderaten Ausdauertraining und gesunder Ernährung können Sie Ihr Gewicht regulieren und vor allem Ihr Körpergewebe straffen! Sie werden überrascht sein, wie schnell sich Erfolge einstellen, wenn Sie „dran" bleiben und sich eine fundierte Grundlage für ein gesundes Lebensgefühl schaffen.

Allerdings ist es ganz natürlich, dass sich in dieser Lebensphase die Fettverteilung des Körpers ändert. Ein paar Pfunde mehr sind sinnvoll, da im Körperfettgewebe Östrogen gebildet wird und somit einen Ausgleich schafft, denn ansonsten geht die Bildung von Östrogen immer mehr zurück. Übertreiben Sie also nicht und achten Sie darauf, keinesfalls zu dünn zu werden.

Beobachten Sie einmal, wie Sie sich nach einer körperlichen Bewegung von mindestens 30 Minuten sofort deutlich besser fühlen. Auch wenn Sie nicht an depressiven Verstimmungen leiden – in dieser Lebensphase sind schwermütige Gefühle und Gedanken keine Seltenheit (siehe auch Stimmungsschwankungen Seite 126). Im Körper oder in den Organen kann sich Energie stauen; durch Bewegung wird sie wieder in Fluss gebracht. Das wirkt sich positiv auf Ihr Lebensgefühl aus und Sie fühlen sich entspannt und frei. Dadurch kann sich in einem wunderbaren Rückkopplungseffekt auch wieder die Freude an der Bewegung entwickeln – und das hat wiederum positive Auswirkungen auf Ihren Körper und Ihr Gewicht.

Falls Sie eine Gewichtsreduktion in Betracht ziehen, sollten Sie zusätzlich zu einem entspannenden und mobilisierenden Programm Kraft aufbauende Yoga-Übungen oder auch ein leichtes Krafttraining mit Hanteln einbeziehen. Das ist besonders wichtig, damit keine Muskelmasse abgebaut wird.

Nach meiner Erfahrung haben Frauen, die in der Lebensmitte ein paar Kilo zugenommen haben, aber auf regelmäßige Kräftigung der Muskeln, Gelenke und Erhaltung der Beweglichkeit achten, ein sehr gutes und stimmiges Körpergefühl. Manche sind sogar zufriedener mit sich, als sie es in jüngeren Jahren waren. Lassen Sie sich also nicht von „Idealfiguren" blenden oder beeinflussen, sondern achten Sie auf Ihre eigenen Empfindungen, diese sagen Ihnen vielleicht etwas anderes.

Der Stoffwechsel und Agni, das Verdauungsfeuer

Die Vitalität unserer Zellen trägt wesentlich zur Gesundheit unseres Körpers bei. Der Stoffwechsel vitalisiert die Zellbausteine von Gewebe und Organen und versorgt diese mit dem nötigen Sauerstoff.

Durch zu viel Sitzen und zu wenig Bewegung werden der Kreislauf und der Mikrokreislauf innerhalb der Zellen schwerfällig. Ein träger Kreislauf bedeutet, dass Nieren und Leber langsamer arbeiten, Gifte sammeln sich an, lagern sich an den Gefäßwänden ab und verkleben das Gewebe. Verdauungsstörungen, Übergewicht, Krampfadern, Gelenk-, Rücken- und Kopfschmerzen können die Folge davon sein.

Medikamente bewirken – bildlich gesprochen – oft nur das vorübergehende „Abschalten von Kontrolllampen", aber keine „Reparatur vom Grunde auf". Nehmen Sie die Verantwortung für sich selbst in die Hände oder Beine und folgen Sie den natürlichen Lebensgesetzen. Sie selbst können viel dafür tun, Ihren Stoffwechsel anzuregen, und zwar durch Bewegung, Sauerstoffaufnahme und eine gesunde, vitalstoffreiche Nahrung.

Yoga-Atmung

Das tiefe Atmen, besonders auch während der Körperübungen, führt den Zellen mehr Sauerstoff zu. Die lange Ausatmung wirkt reinigend, denn Gifte verlassen dabei den Körper. Durch bestimmte Übungen werden die Organe massiert, und ein Großteil der Übungen regt Agni an, fördert also die Verdauung und den Stoffwechsel. Agni heißt auch „Lebensflamme", die hell brennt, wenn wir gesund sind.

Tiefe Bauchatmung (siehe Seite 32)

Feuer-Atmung (siehe Seite 37)

Wirkung: Beide Atemtechniken regen den Stoffwechsel und das Verdauungsfeuer Agni an.

Übungen/Asanas

Gedrehte Vorbeuge   PARSHVOTTANASANA

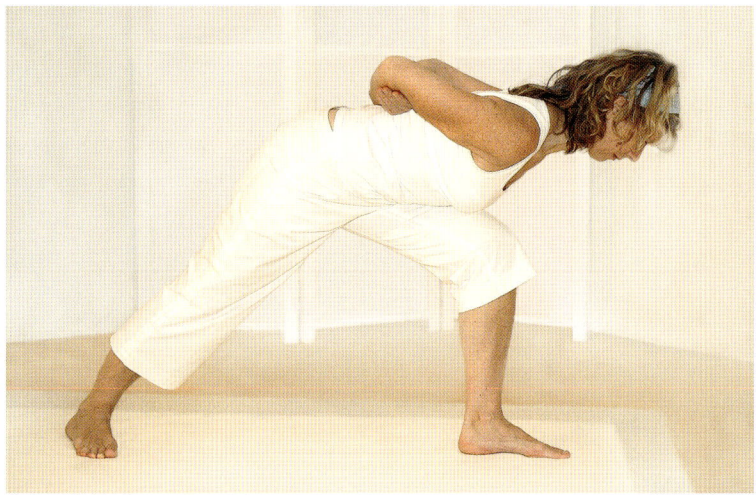

Kommen Sie in den Stand mit gegrätschten Beinen. Drehen Sie den linken Fuß zirka 90 Grad nach rechts und den rechten zirka 45 Grad in die gleiche Richtung, drehen Sie Becken und Oberkörper mit, sodass Sie in die gleiche Richtung schauen zu der Ihr linkes Knie zeigt. Die Beine sind gestreckt, die Fersen sind auf einer (gedachten) Linie. Legen Sie hinter dem Rücken die Unterarme zusammen, fassen Sie den Bereich der Ellbogen und schieben Sie die Schulterblätter zusammen, dehnen Sie den Rücken lang.

Einatmend heben Sie Ihr Brustbein und aktivieren den Beckenboden, ausatmend beugen Sie sich aus dem Hüftgelenk mit langem Rücken über das jetzt gebeugte rechte Knie, sodass Bauch und Unterleib gegen den Oberschenkel gedrückt werden. Belasten Sie Ihre Füße gleichmäßig und dehnen Sie den Rücken lang. Lassen Sie das rechte Bein gestreckt. Atmen Sie 5- bis 10-mal tief in den Bauch und kommen Sie einatmend mit gestrecktem Rücken und aktiviertem Beckenboden wieder in die Ausgangshaltung zurück. Wiederholen Sie die Übung zur rechten Seite.

Wirkung: Regt die Verdauung an, durchblutet die Bauch- und Unterleibsorgane, fördert die Beweglichkeit in den Hüften, dehnt den Rücken, vor allem im unteren Bereich und aktiviert dort die Nervenströme.

Knie-zur-Brust PAVANAMUKTASANA

Kommen Sie in die Rückenlage, legen Sie die Hände auf den Bauch und atmen Sie einige Atemzüge langsam tief in den Bauch-Beckenraum.

Einatmend ziehen Sie das rechte Knie zur Brust und dehnen mit beiden Händen auf dem Knie den Oberschenkel deutlich an den Leib und verweilen so 3 bis 5 Atemzüge lang; lösen Sie einatmend das Bein wieder und legen Sie es ausatmend zurück. Dasselbe wiederholen Sie mit dem linken Bein.

Dynamische Variante: Einatmend ziehen Sie das rechte Knie zur Brust und dehnen mit beiden Händen auf dem Knie den Oberschenkel deutlich an den Leib, ausatmend heben Sie den Kopf und dehnen die Stirn Richtung Knie, einatmend legen Sie den Kopf wieder zurück und ausatmend legen Sie das Bein zurück.

Dasselbe wiederholen Sie mit dem linken Bein. Wiederholen Sie die Übung 3- bis 5-mal.

Variation: Statt das Bein abzulegen, lassen Sie es kurz über dem Boden gestreckt schweben.

Als Abschluss nehmen Sie beide Knie an den Körper und beschreiben mit den Händen auf den Knien weiche, wohltuende Kreise. Beobachten Sie dabei innerlich auch die Auswirkung auf den unteren Rücken. Je 3 bis 5 Kreise mit Richtungswechsel

Wirkung: Regt die Verdauungsorgane und den Stoffwechsel an. Ist gut bei Blähungen, Darmträgheit, fördert die Beweglichkeit der Hüftgelenke und der Knie, wirkt Verspannungen im unteren Rücken entgegen, streckt die Muskeln von Lenden, Gesäß und Oberschenkeln, fördert Beweglichkeit von Knien und Hüftgelenken.

Bitte beachten: Atmen Sie tief in den Bauch! Wenn es Ihnen schwer fällt, den Kopf am Boden mit langem und entspanntem Nacken zu lassen, dann legen Sie ein Kissen unter den Kopf.

Halbe Kerze an der Wand **und *halber Schulterstand*** *VIPARITA-KARANI*

Halbe Kerze mit den Beinen an der Wand

Setzen Sie sich mit der rechten Hüfte und Schulter zur Wand, sodass Sie diese berühren. Stützen Sie sich mit den Armen hinten ab, lehnen Sie sich nach hinten, schwingen Sie den Körper nach rechts und heben Sie die Beine, drehen Sie sich dabei auf den Rücken, sodass Sie die Beine anschließend bequem an die Wand lehnen können. Oberkörper und Beine bilden einen rechten Winkel. Lassen Sie Ihren Kopf entspannt hin- und herrollen, entspannen Sie Ihr Gesicht und Ihren Kiefer. Verweilen Sie anschließend mit ruhigen Atemzügen 1 bis 2 Minuten.

Halber Schulterstand

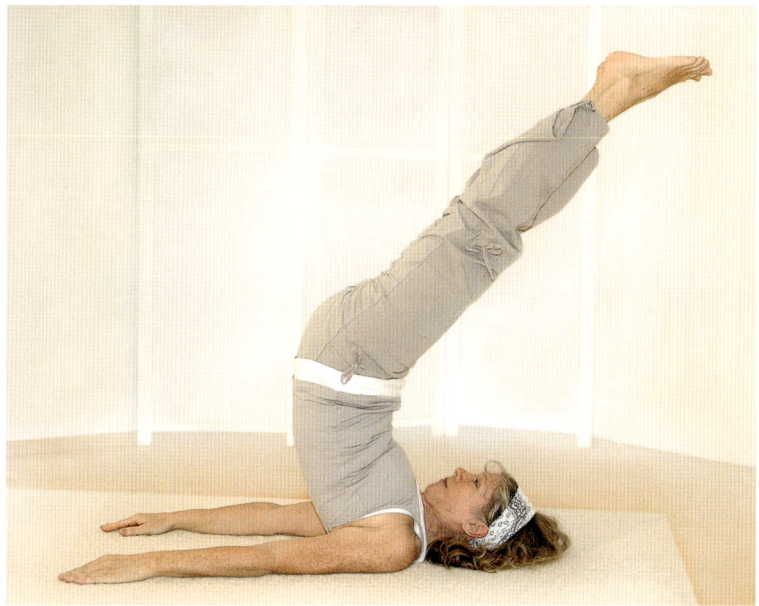

Atmen Sie tief ein, spannen Sie den Beckenboden an und heben Sie das Becken vom Boden ab, die Beine sind schräg nach oben gerichtet, die Arme liegen gestreckt am Boden, oder Sie stützen den Beckenbereich am Rücken mit den Händen. Atmen Sie tief und gleichmäßig und lassen Sie Ihre Augen auf einem Punkt ruhen. Bleiben Sie 1 bis 2 Minuten in dieser Haltung.

Zum Zurückkommen lassen Sie erst die Knie in Richtung Kopf sinken und dann rollen Sie langsam, begleitet vom Atem, wieder zurück. Stellen Sie die Füße auf den Boden und lassen Sie die Beine nacheinander nach vorne zum Boden gleiten. Verweilen Sie so einige Atemzüge und achten Sie auf Ihre Empfindungen.

Nehmen Sie als Ausgleichshaltung die Schulterbrücke ein (siehe Seite 82).

Variation: Öffnen Sie in der Haltung Ihre Knie weit auseinander und bringen Sie die Fußsohlen zusammen. Bleiben Sie 5 bis 10 Atemzüge in der Haltung.

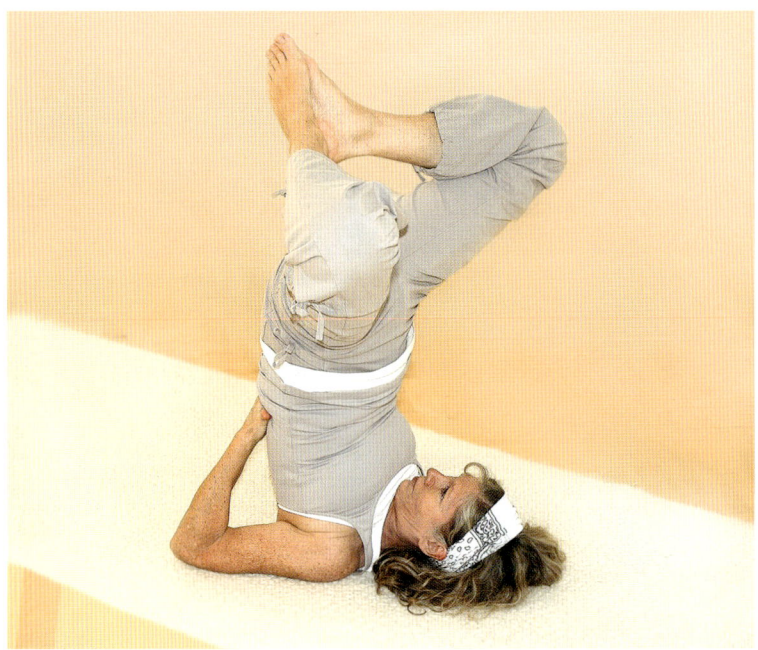

Wirkung: Belebt alle Organe, die wichtigen Hormondrüsen Hypophyse und Schilddrüse und die Verdauung werden mit sauerstoffreichem Blut versorgt. Aktiviert den Stoffwechsel, den Kreislauf, die Verdauung, die Unterleibsorgane und Genitalien; beugt Krampfadern und Hämorrhoiden vor. Harmonisiert das gesamte endokrine System. Gilt als Verjüngungsübung.

Bitte beachten: Wenn Sie Nackenprobleme haben, legen Sie eine Decke so unter die Schultern, dass der Nacken frei bleibt und der Kopf ein wenig nach hinten sinkt. Beachten Sie auch die Hinweise zum richtigen Üben, Seite 61.

Entspannungshaltung in Rückenlage

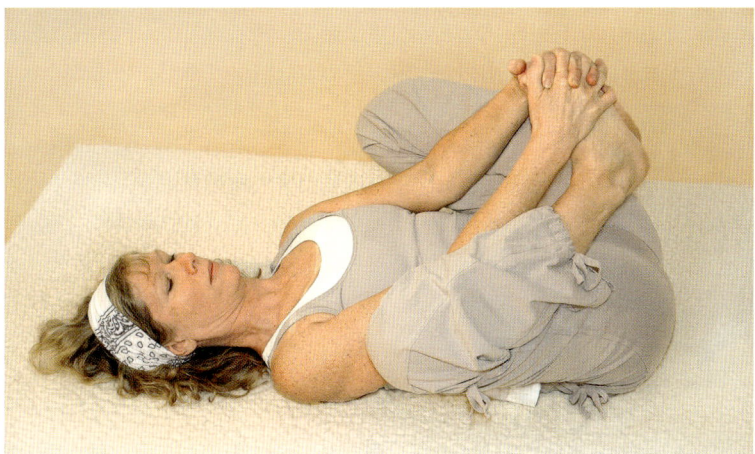

In der Rückenlage atmen Sie einige Male tief ein und aus und spüren Ihren Körper. Ziehen Sie nacheinander die Füße an den Körper heran und halten Sie die Füße mit den Händen. Atmen Sie ruhig und lassen Sie jede Ausatmung tief in den Bauch-Beckenraum strömen. Genießen Sie 5 bis 10 Atemzüge die Entspannung.

Nehmen Sie anschließend die Knie zusammen und legen Sie die Hände auf die Knie, kreisen Sie die Knie, atmen Sie dabei tief in den Bauch-Beckenraum, dabei entwickelt sich ein angenehmes Gefühl im Lendenwirbelbereich. Kreisen Sie 5- bis 10-mal mit Richtungswechsel.

Tipp: Legen Sie ein flaches Kissen unter den Kopf, damit der Hals- Nackenbereich besser entspannen kann.

Sequenz zur Hormonbalance

Setzen Sie sich in einer bequemen Haltung auf ein Kissen und machen Sie 10- bis 15-mal die aktivierende Bauchatmung oder die Feuer-Atmung (siehe Seite 32, 37). Führen Sie anschließend die Energielenkung durch (siehe Seite 55).

Kommen Sie dazu in die Rückenlage, indem Sie Ihr rechtes Knie mit den Händen fassen, das Kinn Richtung Kehle dehnen und langsam Wirbel für Wirbel zurückrollen, stellen Sie die Beine auf und lehnen Sie die Knie aneinander.

Nach der Energielenkung reiben Sie Ihre Hände, bis sie warm sind und legen Sie sie auf den Bereich der Ovarien. Kommen Sie in ein meditatives Nachspüren und wiederholen Sie innerlich mehrmals die Affirmation.

Affirmation: „Heilende Energie durchströmt meinen Körper und jedes Organ."

Wirkung: Die Atemübung aktiviert die Energie in den Ovarien, die anschließende Energielenkung bringt die Energie in Bewegung und lenkt sie in die Bereiche der weiblichen Drüsen und stimuliert diese.

> **Holen Sie sich Ihre verjüngende Sauerstoffdusche, die auch auf Ihre Haut wirkt: Bewegung im Freien! Und um wirkungsvoll Fett zu verbrennen, braucht der Körper viel Sauerstoff.**

Yoga-Walking

Yoga-Walking ist ein sinnliches und wirkungsvolles Bewegungsprogramm und für Frauen sehr geeignet. Unterschiede zum Nordic-Walking sind: walken ohne Stöcke, bewusst, schweigend, im Einklang mit der Natur, deutliches Schwingen der Wirbelsäule, Yoga-Übungen zur Vorbereitung.

Verwenden Sie die „Übungen zur Vorbereitung" auf Seite 71ff. Sie sind zur Einstimmung sehr gut geeignet.

Wichtig: Die letzte Mahlzeit sollte 1 bis 2 Stunden zurückliegen. Tragen Sie gute Walking- oder Joggingschuhe, bequeme Sportkleidung. Starten Sie mit kleineren Schritten, sie sind besser für die Gelenke. Sie können später aber auch die Schrittlänge variieren.

Wirkung von Yoga-Walking

- Anregend und kräftigend auf Ihr Herz-Kreislaufsystem.
- Regelmäßig ausgeführt stärkt das Training Ihre Muskeln, fördert die Ausdauer und regt den Stoffwechsel an.
- Gewicht und Appetit regulieren sich auf diese Weise zu einer natürlichen Balance hin, zumal auch die Verdauung angeregt wird.
- Stärkt unsere Kondition und wirkt körperlich kräftigend.
- Vorbeugend gegen Osteoporose.
- Gleichgewichtssinn und Bewegungskoordination werden gefordert.
- Optimal Gelenk schonend und wirkt auch noch vorbeugend gegen Cellulite – also, worauf warten Sie noch?

- Ach ja, fast hätte ich es vergessen: „Es bringt gute Laune!"

Und so geht' s

Beginnen Sie mit dem Aufsetzen der Füße: Von der Ferse beginnend rollen Sie über die Fußsohlen nach vorne ab, drücken Sie sich mit den Ballen (Schwerpunkt: Großzehenballen) sanft zum nächsten Schritt ab (gut für den Beckenboden!).

Gehen Sie in einer dynamischen, federnden und aufrechten Haltung. Die Arme bewegen sich gegengleich, sind in den Ellenbogen angewinkelt, sodass die Unterarme deutlich in ihrer Bewegung neben dem Körper etwa waagerecht vor- und zurückschieben. Lassen Sie die Schultern entspannt federn, das Becken bewegt sich gegengleich.

Wichtig: Lassen Sie die Wirbelsäule schwingen! Die Wirbelsäule ist aufgerichtet und sie schwingt entspannt und leicht, aber deutlich spürbar hin und her im Rhythmus der kräftigen Schwungbewegung der Arme. Der Oberkörper ist also nicht starr, sondern schwingt auch mit, die Nacken- und die Schultermuskulatur können entspannen.

Tipp: Schuhe und Sportkleidung immer bereit haben, reinschlüpfen und losgehen.
Wenn Sie mal keine Lust haben, nehmen Sie sich nur 15 Minuten vor. Meistens kommt dann die Freude an der Bewegung während des Walkens, man läuft dann weiter und fühlt sich danach zufrieden und gut.
Wenn Sie eher ungeübt sind, dann beginnen Sie mit 10 bis 15 Minuten Training. Bleiben Sie entspannt. Achten Sie darauf,

dass Sie stets gut und gleichmäßig atmen können. Wenn Sie „aus der Puste" sind, waren Sie zu schnell. Es ist ein Hinweis, dass Ihr Körper zu wenig Sauerstoff bekommen hat. Walken Sie langsamer, um wieder in die Fettverbrennung zu gelangen.

> **Gehen Sie langsam und üben Sie den Bewegungsablauf, bis er sich harmonisch anfühlt. Verlängern Sie die Trainingszeit langsam. Eine halbe Stunde ist am Anfang schon sehr gut. Steigern Sie die Zeit auf 40 bis 60 Minuten. Variieren Sie nach Zeit, Lust und Befindlichkeit. Denken Sie immer daran: Sie sollen sich wohlfühlen!**

Machen Sie die Atem-Koordination und Ihr Naturerleben zum meditativen Training:

1. Phase: Ihren Atem regulieren Sie am besten, indem Sie beim Einatmen und Ausatmen gleichmäßig zählen: 1-2-3-4. Einatmen durch die Nase und ausatmen durch Nase oder Mund.

Versuchen Sie während dieser Phase gut mit Ihrem Körper in Kontakt zu sein. Ihre Aufmerksamkeit gilt dem Wahrnehmen Ihres körperlichen Bewegungsablaufs, koordinieren Sie Atem und Bewegung.

2. Phase: Verteilen Sie Ihre Aufmerksamkeit: Etwa ein Drittel bleibt beim „inneren Koordinieren" und Beobachten. Mit zwei Drittel Ihrer Aufmerksamkeit nehmen Sie jetzt bewusst jede Einzelheit um sich herum wahr. Suchen Sie sich eine schöne Strecke aus und spüren Sie die Sie umgebende Natur, öffnen Sie Ihre Sinne, sehen, hören, riechen Sie und fühlen Sie die Luft auf Ihrer Haut, die Sonne in Ihrem Haar …

3. Phase: Kommen Sie in eine Balance von 50 zu 50 – inneres Koordinieren und Atmen zu Aufmerksamkeit in der Umgebung. Diese drei Phasen sollten zu gleichen Teilen Ihre Gesamttrainingszeit gliedern.

Genießen Sie es, dass Ihr Training auf diese Weise meditativ wird! Das tut Ihrem Körper und Ihrer Seele unendlich gut. Vielleicht finden Sie eine Freundin, die sich anschließen will, oder Sie können Ihren Partner dazu motivieren. Und machen Sie es doch wie in meinen Yoga-Walking-Gruppen: Erst die letzten 10 Minuten sind zum Unterhalten und Austausch vorgesehen.

Freuen Sie sich an Ihrem neu gewonnenen Körpergefühl und an Ihrer guten Stimmung!

Wichtig: Trinken Sie vor dem Training 1 Glas stilles Wasser und nach dem Training 2 bis 3 Gläser Wasser.

Wenn Sie das Training zum Abnehmen nutzen wollen, ist dabei Folgendes wichtig: Trainieren Sie regelmäßig, 4- bis 5-mal pro Woche. Trainieren Sie im aeroben Bereich, also praktizieren Sie das Übungsprogramm nicht zu schnell!

Am Ende des Trainings sollten Sie sich aufgeladen und frisch fühlen. Sie werden staunen, wie schnell sich der Körper an die Bewegungseinheit gewöhnt und Sie sich nach dem Trainingsprogramm immer wohler und unternehmungslustiger fühlen!

Warten Sie nach dem Training ½ bis 1 Stunde mit dem Essen. Achten Sie auf wertvolle Nahrung und gönnen Sie sich eine gesunde Mahlzeit – je nach Tageszeit, z. B. Salat, Müsli, eine Gemüsepfanne.

Ernährungstipps

Zum Abnehmen gibt es nach Prof. Dr. Johannes Huber aus Wien noch ein verblüffend einfaches, unterstützendes Rezept: „Dinner Cancelling" – verzichten Sie 1- bis 2-mal pro Woche ab 16 Uhr auf Nahrung. Sie geben so Ihrem Körper beste Chancen, Regenerierungs-Ressourcen zu nutzen und

Anti-Aging-Hormone zu bilden. Interessanterweise wirkt der Verzicht für diese Prozesse stimulierend.

Übungsablauf/Serie: „Yoga und Hormonbalance"

Diese Serie ist eine Verbindung aus Yogaübungen, Atemtechnik, Mudras, Energielenkung mit Visualisierungen und Affirmationen. Sie bildet ein intensives Programm von zirka 30 bis 40 Minuten. Das hormonelle Drüsensystem wird stimuliert, und die Regulationssysteme in der Menopause werden unterstützt. Durch eine regelmäßige Praxis erreichen Sie mehr Vitalität, und typische Beschwerden der Wechseljahre lassen deutlich nach.

Bitte beachten: Bevor Sie mit der Serie beginnen, sollten Sie ausgiebig die Übungen in dem Kapitel „Grundlagen von Yoga und Hormonbalance" kennengelernt und geübt haben (Seite 27ff.), vor allem die Atemübung 1, 2 und 6; die „Energielenkung" und die Bandhas „Mula" und „Jalandara" sind unerlässlich als Vorbereitung für diese Serie.

Um die wohltuenden Wirkungen der Serie zu erfahren, sollten Sie anfangs 4- bis 5-mal pro Woche üben. Nach zirka 1 bis 2 Monaten, wenn Sie bereits eine deutliche Linderung Ihrer Symptome und/oder eine Steigerung Ihrer Vitalenergie spüren, können Sie auf 2- bis 3-mal pro Woche übergehen.

Hinweis: Wenn Ihnen eine Übung aus der Serie noch sehr schwerfällt oder Ihnen aus einer körperlichen Disposition heraus nicht guttut, kürzen Sie ab oder lassen Sie sie weg und gehen Sie zur nächsten über. Die Entspannung am Ende ist wichtig, um Aktivierungen und Reize zu integrieren.

Die Serie:

Beginn: Vorbereitende Übungen im Stand (Seite 71ff.)

Mudra: Prithivi mit Afffirmation (Seite 41)

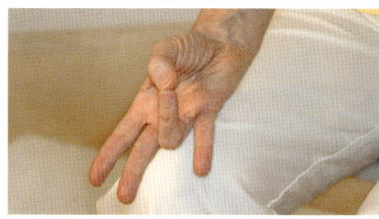

Nasenwechselatmung (Seite 34), 5 Runde

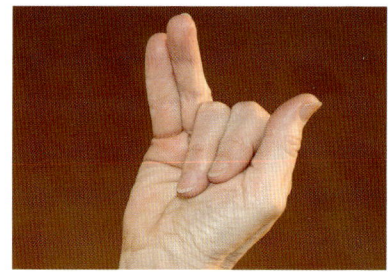

Vorbeuge/Zange, zunächst mit gebeugten Knien, 3-mal (Seite 152)

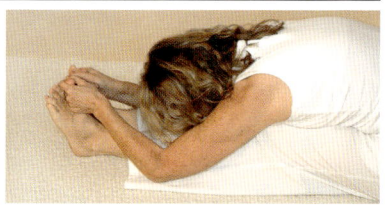

Schmetterling, 5- bis 10-mal (Seite 86)

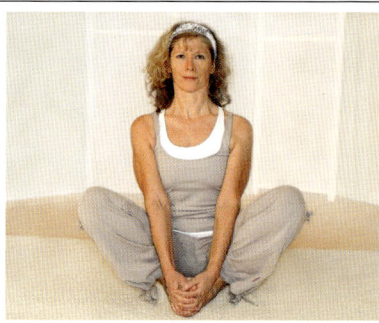

Schildkröte, 1- bis 3-mal
(Seite 120)

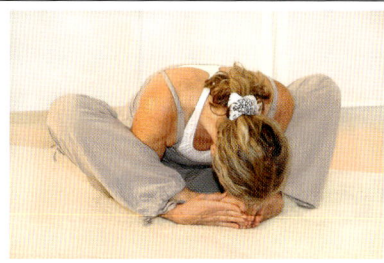

Übung mit 3 Bandhas, 3-mal
(Seite 86f.)

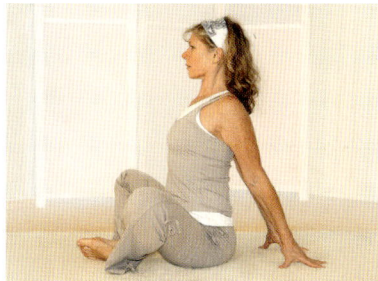

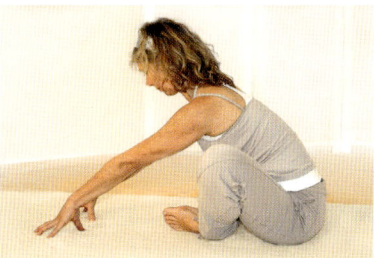

In der Gurthaltung (Seite 68):
aktivierende Bauch- oder Feuer-
Atmung 10- bis 15-mal

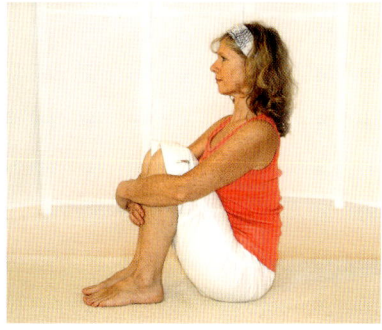

In der Stellung des Kindes (Seite 164): Energielenkung (Seite 55)

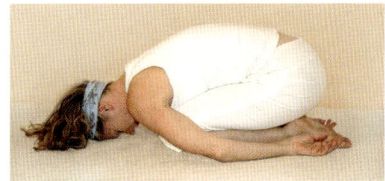

Katze, 3- bis 5-mal (Seite 110)

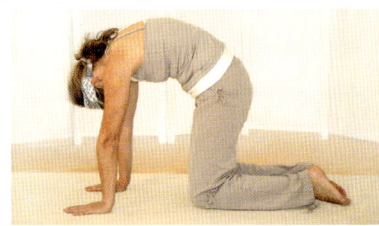

Kamel mit Beckenheben, 3- bis 5-mal (Seite 131)

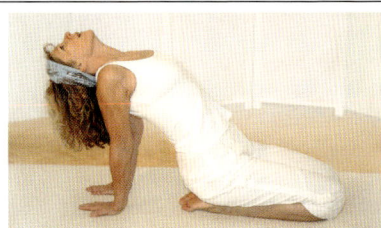

Hund, 3-bis 5-mal (Seite 102f.)

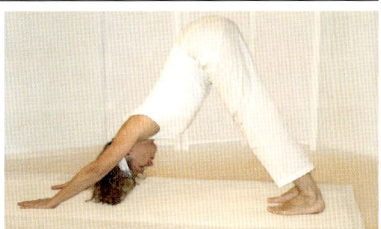

Löwe, 2- bis 3-mal (Seite 149f.)

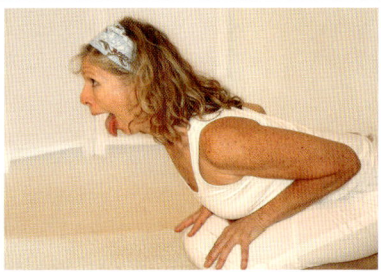

Im Fersensitz: aktivierende Bauch- oder Feuer-Atmung, 10- bis 15-mal

In der Stellung des Kindes: Energielenkung (Seite 55)

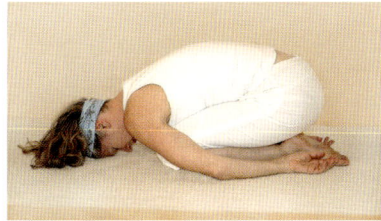

Zentrierung mit Nabelmassage (Seite 74)

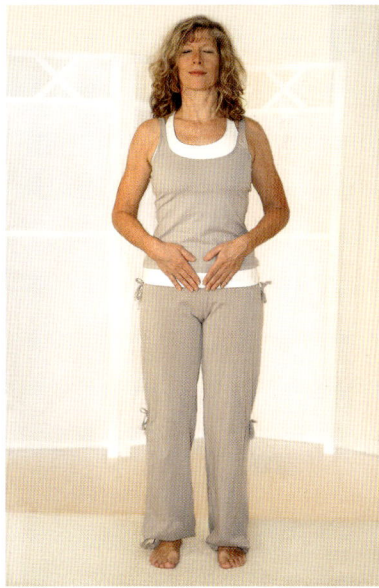

Gedrehte Vorbeuge mit aktivierender Bauch- oder Feuer-Atmung, jede Seite 1-mal (Seite 172)

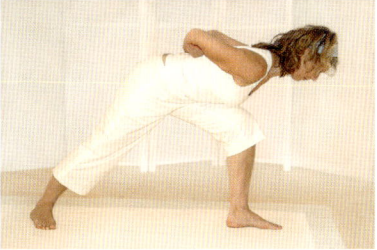

In der Hocke: Energielenkung (Seite 55)	
Stand, Mudra: Shankh mit 3-mal „OM" tönen und Affirmation (Seite 42)	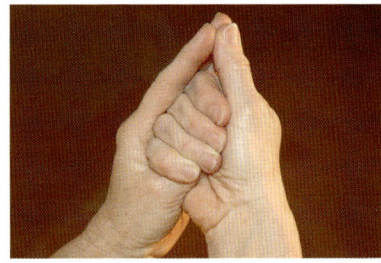
Vorbeuge, 5 bis 10 Atemzüge,	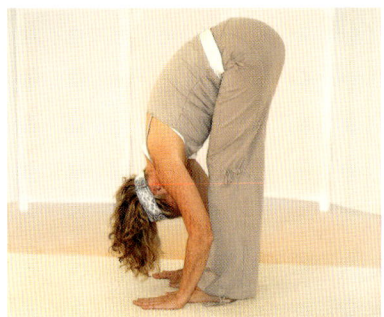
Drehsitz, jede Seite 2-mal (Seite 94)	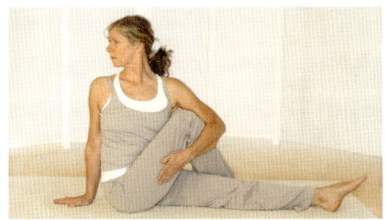
Im bequemen Sitz (Seite 66) Hände reiben, bis sie warm sind, auf den Bereich der Ovarien legen und wahrnehmend spüren.	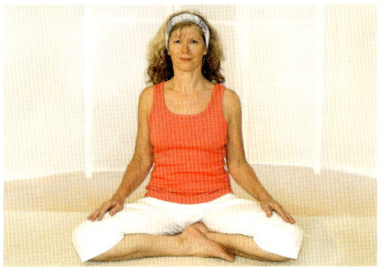

Balancierhaltung mit aktivierender Bauch- oder Feuer-Atmung 10- bis 15-mal (Seite 150)	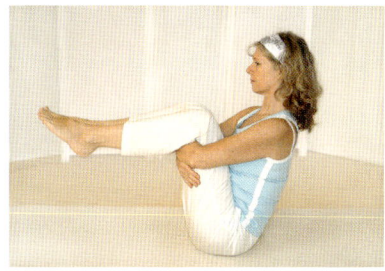
Streckung zum Boot (Seite 150), dann rechtes Knie fassen, Kinn zur Kehle, in die Rückenlage rollen, durchdehnen.	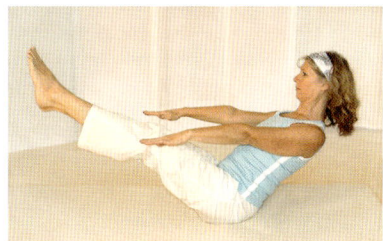
Hände auf den Bereich der Ovarien legen: Energielenkung (Seite 55)	
Beckenbewegung mit Mula-Bandha (Seite 44)	
Halbe Kerze, Füße zum Körper ziehen und wieder strecken (Venenpumpe). Aus der Rückenlage, die Arme liegen am Körper, stellen Sie die Füße nah am Gesäß auf und ziehen die Knie nacheinander zur Brust. Dann strecken Sie die Beine senkrecht. Entspannen Sie den Nacken und ziehen Sie das Kinn ein wenig Richtung Kehle. Legen Sie evtl. ein kleines Kissen in den Kreuzbeinbereich um ein Hohlkreuz zu vermeiden.	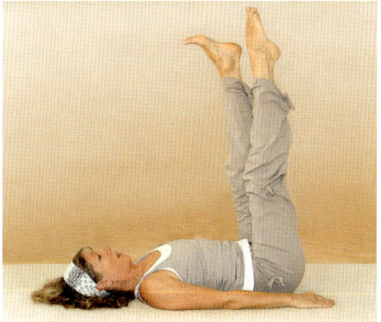

Halber Schulterstand, 5 bis 10 Atemzüge (Seite 175)

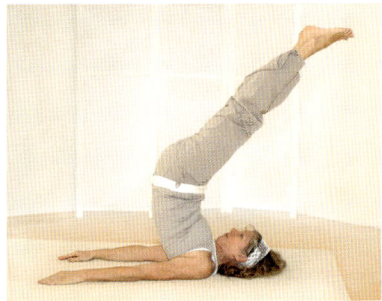

Variation: Fußsohlen aneinanderlegen, 5 bis 10 Atemzüge (Seite 176)

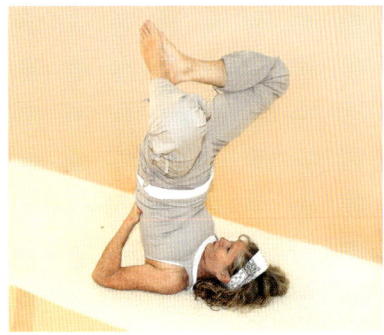

In der Rückenlage Knie an den Körper ziehen: Bauch- oder Feuer-Atmung, 10- bis 15-mal

Füße zum Boden stellen, Hände auf die Ovarien: Energielenkung (Seite 55)

Krokodil-Übungen, jede Seite 3- bis 5-mal (Seite 111)

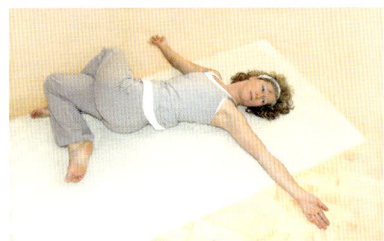

Liegender Schmetterling, 10 bis 15 Atemzüge (Seite 165)

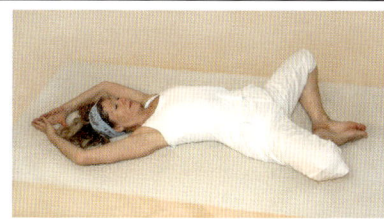

Entspannung auf der dicken Rolle oder einer gerollten Decke mit Kissen, mit einer leichten Decke den Körper bedecken und evtl. Augensäckchen auflegen – entspannen und genießen für 5 bis 10 Minuten.

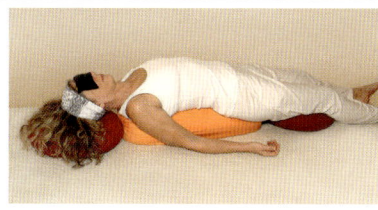

Zur Ernährung

Der Yogalehre zufolge hat die kosmische Energie drei Qualitäten, die auch in der Nahrung wiederzufinden sind:

Tamas – das Dumpfe:
Nahrung, die abstumpft, müde, träge, lethargisch macht oder schadet.
Denaturiertes, Industriezucker, chemisch aufbereitetes Essen, Konserven, Nicht-mehr-Frisches, Abgestandenes, Verdorbenes.
Meiden Sie Nahrung mit dieser Qualität!

Rajas – das Anregende:
Nahrung, die anregt; zu viel davon kann hitzige Gefühle entfachen wie Ungeduld oder Aggression.
Kaffee, schwarzer Tee, Tabak, starke Gewürze, scharf, sehr sauer, sehr salzig, Chips, Fleisch, Fisch, Eier, Alkohol, Cola, Limonaden.
Essen Sie Nahrung mit dieser Qualität in Maßen, bei Hitzewallungen meiden Sie sie eher!

Sattva – das Ausgleichende, Harmonisierende, beruhigt den Geist.
Gesunde Nahrung; schenkt Energie und ist Grundlage für Wohlbefinden und Vitalität.
Früchte, Gemüse, Getreide, Hülsenfrüchte, Sprossen, Nüsse, Honig, Milchprodukte, Soja, getrocknete Früchte, reine Fruchtsäfte, Vollkornbrot, frische Kräuter, Kräutertees.

Nahrung mit dieser Qualität ist gut für den täglichen Speiseplan!

Kennen Sie das Yoga-Maß beim Essen? Den Magen nur zu ¾ füllen, also immer noch etwas Platz lassen. So werden Völlegefühl, Blähungen, Trägheit und Müdigkeit nach den Mahlzeiten vermieden.

Die ayurvedische Küche, die einer sehr fundierten Lehre entspringt und die gleichen Wurzeln wie der Yoga hat, ist sehr zu empfehlen.

Achten Sie ansonsten vor allem auf eine vitalstoffreiche Ernährung. Sie sollte möglichst reich an bioaktiven Pflanzenstoffen sein. Nehmen Sie viel Frischkost, Obst und Gemüse zu sich, möglichst biologisch angebaut, Regionale und der Saison entsprechende Nahrungsmittel tun gut.

Essen Sie kein oder wenig Fleisch, denn die enthaltene Harnsäure birgt die Gefahr einer Übersäuerung, und diese kann das Gewebe schädigen. Wenn dann noch die Verdauung nicht richtig funktioniert, verstärken sich belastende Faktoren.

Werden Sie sensibel für Ihre Lebensmittel. Finden Sie selbst heraus: Wann bin ich gesättigt, fühle mich wohl, bin ich zufrieden.

Durch Yoga sehen wir Körper, Geist und Seele als Ganzes. Alles hängt miteinander zusammen. Bedenken Sie, in welchem Umfeld Sie Ihre Mahlzeiten zu sich nehmen; Stress, Spannungen und Unruhe sind nicht gerade förderlich.

Nehmen Sie jede Mahlzeit in Ruhe und in einer friedlichen, dankbaren Haltung ein.

Tipps für Ihre Ernährung

Ingwer wirkt auf den gesamten Organismus ausgleichend und schützend. Zubereitungen aus der Wurzel werden antioxidative und entzündungshemmende Wirkungen zugesprochen. Ingwer ist eines der wichtigsten Heilgewürze der ayurvedischen Küche. Seine ätherischen Öle regen die Galle an, er fördert die Fettverdauung, harmonisieret die Darmfunktion und leitet Giftstoffe aus. Ingwer hat eine Herz und Kreislauf anregende und stabilisierende Wirkung und wird bei Erkältungen eingesetzt. Dieser Vielkönner beruhigt auch einen nervösen Magen.

Kurkuma findet in Indien seit 4000 Jahren Verwendung und gehörte dort schon immer zu den wichtigsten Gewürzen. Kurkuma wirkt reinigend und energiespendend und anregend auf die Magensaftproduktion und darf natürlich in keinem Curry fehlen. Energie und Wärme entfalten sich, die Fettverdauung wird gefördert, und unsere Abwehrkräfte bekommen Unterstützung.

Rezept: Indische Suppe, vegetarisch (mit vielen Phyto-Östrogenen)

Gesunde Zutaten nach Saison z. B. Kürbis, Lauch, Karotten, Sellerie, Kartoffeln, kleine rote Linsen und Ingwer fein gehackt.

Alles klein schneiden, mit Olivenöl oder Sesamöl leicht anrösten, mit Wasser aufgießen, Meersalz oder Bio-Suppenwürfel dazu und auf kleiner Flamme köcheln lassen, bis alles weich ist, aber noch „Biss" hat. Mit Curry, Kukuma und Chilli abschmecken. Sojasahne und frischen Koriander nach Geschmack zufügen, gerösteten Sesam drüberstreuen.

Heilpflanzen, Phyto-Östrogene, Gewürze

Phyto-Östrogene sind sekundäre Pflanzenstoffe, zu denen Isoflavone und Lignane gehören. Die strukturelle Ähnlichkeit zu Östrogenen ermöglicht es diesen Pflanzenstoffen, sich an Östrogenrezeptoren anzubinden. Sie können klimakterische Beschwerden mildern und das Osteoporose-Risiko senken.

Bauen Sie Pflanzenhormone in Ihren täglichen Speiseplan mit ein, sie sind reich vorhanden in Leinsamen, Hafer, Sesam, Getreide, Linsen, Soja und Tofu.

Granatapfel
Der Granatapfel ist eine der reichhaltigsten Quellen pflanzlicher Östrogene. In arabischen Ländern wird er geschätzt, um jung und fit zu bleiben. Die Kerne sollten gut durchgekaut werden, sie enthalten reines Östron, das mit dem in den Eierstöcken gebildeten weiblichen Sexualhormon identisch ist. Östron lindert allgemein Wechseljahrsbeschwerden und wirkt stimmungsaufhellend.

Rosmarin
Rosmarin hat eine hormonell ausgleichende Wirkung. Es ist gut bei Erschöpfungszuständen und Antriebslosigkeit.

Rotklee
Rotklee steigert die Leistungsfähigkeit und das Wohlbefinden und wirkt bei typischen Wechseljahrsbeschwerden: bei Hitzewallungen, Scheidentrockenheit, Schweißausbrüchen.

Hopfen
Die Anfang September gewonnenen Hopfenzapfen haben eine schweißhemmende, mild beruhigende, verdauungsfördernde und die Libido anregende Wirkung.

Mönchspfeffer (Keuschlammfrüchte)
Zu Beginn der Wechseljahre, wenn unregelmäßige oder beschwerdenreiche Blutungen auftreten, sind pflanzliche Arzneimittel mit Extrakten aus Keuschlammfrüchten zu empfehlen. Sie lösen Spannungsgefühle und Schmerzen in der Brust, wirken ausgleichend und regulieren die Funktion der Hypophyse, auch bei Reizbarkeit und depressiven Verstimmungen, verbessern darüber hinaus das Durchschlafen.

Traubensilberkerze
Schon bei den nordamerikanischen Indianerinnen waren die Heilkräfte der Traubensilberkerze bekannt. Extrakte wirken lindernd für alle Wechseljahrsbeschwerden wie Hitzewallungen, Stimmungsschwankungen, Reizbarkeit, Konzentrationsschwäche und depressive Verstimmungen. Zudem verbessert der Wirkstoff die Schlafqualität und begünstigt den Knochenaufbau.

Erzengelwurz
Kann zur Anregung der Keimdrüsen genutzt werden. Der Wurzeltee stärkt die Nerven, ist wärmend und fördert die Verdauung.

Weitere Heilkräuter:
Thymian oder Salbei: Mittel gegen Hitzewallungen (siehe „Hitzewallungen" Seite 107ff.).

Alchemilla, Frauenmantel: Hormonregulierend, schützt die Gefäße und ist blutungsregulierend.

Küchenschelle, Melisse, Raute, Rosmarin, Salbei und gefleckter Schierling: All diese bewährten Heilkräuter haben eine wohltuende Wirkung bei Wechseljahrsbeschwerden. Sie helfen bei Unruhe, Regulierung des Monatszyklus, Schilddrüsen-Dysbalancen.

Trockenheit der Scheidenschleimhaut

Durch das Übungsprogramm „Yoga und Hormonbalance" wird sich im Allgemeinen die hormonelle Situation verbessern; das kann auch positive Auswirkungen auf die Schleimhäute haben und einer Trockenheit der Scheidenschleimhaut entgegenwirken. Auch durch Phytohormone kann eine Linderung erreicht werden.

Sehr wichtig ist eine ausreichende Flüssigkeitszufuhr, mindestens 2 Liter pro Tag. Bei einem Flüssigkeitsmangel spart unser Organismus vor allem an der Befeuchtung von Haut und Schleimhaut; ausreichend Wasser ist deshalb besonders wichtig.

Tipp: Bei Trockenheit der Schleimhaut in der Vagina gibt es Zäpfchen zum Einführen, die neben anderen Kräuteressenzen vor allem aus Rosenpräparationen hergestellt werden. Sie eignen sich sowohl als Alternative zu herkömmlichen Gleitcremes als auch zur Behandlung von leichten Entzündungen oder Ausfluss, zur Nachkur und Regenerierung bei Infekten. Sie werden wegen ihrer Duftnote auch „Blumen für die Vagina" genannt. (Bezugsquelle siehe Seite 206)

Begünstigende Faktoren für hormonelle Balancierung

- Ernähren Sie sich bewusst und möglichst vitalstoffreich. Achten Sie auf die „Lebendigkeit" Ihrer Nahrung, damit sie – wie die Yogis sagen – noch viel Prana in sich trägt.
- Ernähren Sie sich „hormongerecht", siehe oben.
- Ein Urlaub am Meer ist eine wunderbare Anregung für das hormonelle System.
- Körperliche Bewegung, ohne Übertreibung wie Yoga-Walking (siehe Seite 179), Schwimmen, Radfahren, Tanzen.
- Achten Sie auf eine gute Mineralstoffzufuhr und ausreichend Vitamine, bei den Mineralien besonders Kalzium, Kalium, Eisen, Lecithin, Magnesium und Silicium.
- Seien Sie offen für Neues.
- Yoga plus Hormonbalance, eine regelmäßige Übungspraxis, wird Ihnen viel Freude und Erfolg bringen.

Ungünstige Faktoren für das weibliche Hormonsystem

- Rauchen stellt eine starke Beeinträchtigung des Hormonspiegels dar.
- Übermäßig Kaffee, Tee, Alkohol;
- Stress (Übungen s. Kapitel Stress, S. 141ff.);
- fette und frittierte Speisen, Schweinefleisch, Süßigkeiten, Zucker, Fast Food;
- radikale Abmagerungskuren, zu wenig Körperfett;
- natürlich können auch verschiedene Erkrankungen (wie z. B. der Schilddrüse) das Hormonsystem empfindlich stören.

„Je tiefer du schaust, desto mehr wirst du entdecken, denn in dir befindet sich die Quelle der Weisheit, des Verstehens und des Erwachens. – Du brauchst sie nur zu berühren." Thich Nhat Hanh

Danksagung

Ich danke allen meinen Lehrern, bei denen ich lernen durfte und mich immer weiterentwickeln konnte.

Danke an alle (Energie-)Freundinnen und Yoga-Kolleginnen/Kollegen für die Begleitung und an alle lieben Mitarbeiter des Yoveda.

Ich danke auch allen meinen Schülerinnen und Schülern, vor allem meinen Yoga-Frauen, die mich sowohl durch ihre Hingabe als auch durch ihre Fragen und ihr Feedback immer wieder herausgefordert und wichtige Impulse eingebracht haben. Ohne sie wäre dieses Buch nicht entstanden!

Herzlichen Dank auch an meinen Agenten Kai Gathemann für seine stets freundliche und kompetente Beratung.

Mein ganz besonderer Dank gilt meinem Lebenspartner, der mit Geduld und Fürsorge an meiner Seite war und mir beim Schreiben mit seiner „weiblichen Seite" Kraft und Rat gegeben hat.

Anhang

Bücher, die weiterhelfen:

Cantieni, Benita: Tiger Feeling. Das sinnliche Beckenboden Training.
München: Südwest Verlag, 2003

Chia, Mantak: Tao Yoga des Heilens. Die Kraft des Inneren Lächelns. Die Sechs Heilenden Laute. Die Praxis der Chi-Massage.
München: Ansata Verlag, 2005

Chia, Mantak: Tao Yoga der heilenden Liebe. Der geheime Weg zur weiblichen Lebensenergie
München: Ansata Verlag, 2002

Desikachar, T.K.V.: Über Freiheit und Meditation. Das Yoga Sutra des Patanjali. Eine Einführung. Petersberg:
Vianova Verlag, 2003

Deutzmann, Hans: Yoga als Gesundheitsförderung. Grundlagen, Methoden, Ziele und Rezeption.
Wuppertal: Hans Deutzmann, 2002

Francina, Suza: Yoga kennt kein Alter. Gesund und selbstbewußt in der zweiten Lebenshälfte. Zürich: Walter Verlag, 1998

Hirschi, Gertrud: Mudras – Yoga mit dem kleinen Finger. Freiburg:
Bauer Verlag, 1999

Hoffbauer Dr. med., Gabi:
Das Anti-Hormon-Buch. Ein kritischer Ratgeber.
München: Kösel Verlag, 2007

Kaffka, Andrea A.: Wechseljahre, Wandlungsjahre.
Mit Chinesischer Heilkunde Beschwerden vorbeugen –
ohne Hormone behandeln. Sulzberg:
Joy Verlag, 2007

Lackinger Karger Dr. med., Ingeborg:
Wechseljahre. Wohlbefinden, Balance,
Ausstrahlung. München: GU Verlag, 2006

Lang-Reeves, Irene und Villinger,
Thomas: Beckenboden. Das Training
für mehr Energie. München: GU Verlag, 2006

Lee, John R.: Natürliches Progesteron
Handbuch, unter: www.npis.info

Madejsky, Margret: Alchemilla -
Eine ganzheitliche Kräuterheilkunde
für Frauen. München: Goldmann Verlag, 2000

Northrup Dr. med., Christiane:
Wechseljahre. München: Zabert Sandmann, 2001

Patanjali: Die Wurzeln des Yoga.
Die klassischen Lehrsprüche des
Patanjali – die Grundlage aller Yoga-Systeme.
Bern: O.W. Barth Verlag, 1999

Piontek, Maitreyi D.: Das Tao der Frau.
Energiearbeit-Selbstheilung-Sexualität.
Berlin: Ullstein Verlag, 2004

Rodrigues, Dinah: Hormonyoga.
Darmstadt: Schirner Verlag, 2005

Röcker, Anna E.: Mit Yoga Nidra das Leben
meistern. Petersburg: Vianova Verlag, 2007

Seitz, Anand Kaur: Kundalini-Yoga.
Harmonie für Körper und Seele.
Reinbek bei Hamburg: ro ro ro Verlag, 2005

da Silva, Kim: Gesundheit in unseren Händen.
Mudras – die Kommunikation mit unserer
Lebenskraft durch Anregung der Finger-
Reflexzonen. München:
Knaur MensSana Verlag, 2000

Tatzky, B., Trökes, A., Pinter-Neise, J.:
Theorie und Praxis des Hatha – Yoga.
Ein Leitfaden zur Erfahrung der Energie.
Petersberg: Vianova Verlag, 1998

Trökes, Anna: Das große Yogabuch.
München: GU Verlag, 2004

Adressen, die weiterhelfen:

Deutsche Menopause Gesellschaft
Universitätsfrauenklinik
Im Neuenheimer Feld 346
69117 Heidelberg
www.menopause-gesellschaft.de

Berufsverband der Yogalehrenden in
Deutschland (BDY)
Jüdenstraße 37
37073 Göttingen
www.yoga.de oder www.bdy.de

Gaby Brecht
Yoveda Kurs- und Seminarzentrum
Bahnhofstrasse 24
86938 Schondorf am Ammersee
www.yoveda.de

Ausgewählte Bezugsadressen:

Heilpflanzen und Kräuter:
www.Blumenschule.de
Rosenzäpfchen: Savoy-Apotheke, München
Natürliches Progesteron (Öl):
Biomed – Oswald Bartel
Tel: 0471-42821

Register

A

Abnehmen 182

Achtstufen-Pfad 14

Adho-Mukha-Svanasana 94, 102

Adrenalin 142f.

Affirmationen 27, 50ff., 141, 183

Agni 45, 69, 170f.

Anus 44, 76

Ardha-Matsyendrasana 94, 104, 154

Asanas 14, 50, 57, 61ff., 91, 110, 118, 129, 144, 147, 161

Atemtechniken 14, 29f., 39, 114, 171, 183

Atmung

  tiefe Bauchatmung 29, 31, 40, 71, 91,160, 171

  aktivierende Bauchatmung 29, 32, 96, 105, 113, 123, 133, 155, 166, 178

  vollständige Yoga-Atmung 29, 32, 128, 145

  Kreisatmung 29, 36, 161

  Feuer-Atmung 30, 37, 88, 96, 105, 113, 124, 133, 155, 166, 171, 178, 187, 189f.

  Ujjayi-Atmung 30, 38, 109, 113, 161f.

  Sithali-Atmung 39

  Brustatmung 33

  Lungenspitzen-Atmung 33

  Atem-Tanz 134

Augenkissen 126

Austausch 8, 26, 182

B

Bandhas 43ff.
  Mula –Bandha 43f., 55ff., 81, 87, 189
  Uddiyana –Bandha 44f., 87
  Jalandhara-Bandha 45f., 87
Bandscheiben 77, 90, 96
Beckenkreisen 72, 147
Beckenboden 44, 47, 49, 55ff., 64, 71, 73, 75-89, 90, 94, 101, 121, 130, 132, 149, 172f., 175, 180, 203f.
Bhadrasana 86, 118, 165
Berg 64, 71, 101, 130
Boot 150f., 189
Brustkrebs 21
Büroübungen 97

C

Chakras 27, 46ff., 55
  Wurzel-Chakra 41, 75
  Sakralchakra 47
  Nabelchakra 47
  Herzchakra 48
  Halschakra 48
  Stirnchakra 48
  Scheitelchakra 49
Cortisol 128, 142f.

D

Dharana 15
Dinner Cancelling 182
Disstress 143
Drehsitz 94, 104, 154, 188

Drüsensystem, weiblich 19, 46, 59, 183
Durchblutung 28, 62, 82, 98f., 101, 130, 152

E

Eierstöcke 17, 19, 27, 32, 47, 56f., 196
Endokrine Drüsen 12, 19, 27, 46, 146
Energieball 80
Energielenkung 27, 46, 50ff., 55, 57, 62, 81f., 88, 91, 96, 105, 113, 124, 133, 155, 166f., 178, 183, 186ff.
Energiezentren 27, 46f., 55
Ernährungstipps 106, 139, 157, 167, 182
Erkältung vorbeugen 36, 195
Eustress 143

F

G

Garbhasana 123, 164
Geisteshaltung, positive 25
Gelenkprobleme 12, 89
Gewichtszunahme 8, 23, 168
Glaubensmuster 50
Glaubenssätze 25
Gummibandübung 50
Gurthaltung 68f., 121, 185

H

Hämorrhoiden 44, 78, 176
Halber Schulterstand 174f., 190
Fingerhaltungen 27, 34, 36, 40, 84
Hatha Yoga 11, 14, 27, 29, 40, 205
Heilgedanken 27

Heilpflanzen 114, 196, 206
Hitzewallungen 9, 20, 23, 40, 107ff., 114, 127, 158, 193, 196f.
Hormondrüsen 19, 28, 176
Hormone 8, 17, 19ff., 91, 108, 116, 139, 142ff., 168, 183, 198f., 204
Hund 94, 102, 186
Hypophyse 19, 48, 58, 176, 197
Hypothalamus 19, 72, 92

I
Immunsystem 29, 143, 146f.
Ingwer 195
Ionisiertes Öl 107

J
Jnana-Mudra 138, 157

K
Kalzium 99, 104, 106, 199
Kamel 131f., 186
Katze 104, 110, 154, 161f., 186
Klimakterium 18, 108
Kniekuss 121, 152
Knochenwachstum 23
Körper-Welle 72, 91
Kopfschmerzen 8, 29, 114f., 117, 121ff., 159, 171
Kraftvolle Haltung 100
Krokodil 111f., 123, 190
Kurkuma 195
Kurmasana 120

L

Lebensenergie 11, 14, 28, 36, 43, 46, 77, 203

Licht-Visualisierung 27

Löwe 149, 186

Lymphsystem 12

M

Majariasana 104, 110, 154, 161

Mantra 52, 138f.

Meditation 11f., 14f., 26, 52ff., 63, 128, 146, 157, 203

Menopause 17f., 98f., 142, 158, 169, 183, 205

Menstruation 62, 104, 116, 154

Migräne 115ff., 121, 126

Million Women Studie 21

Mondserie 91

Mudras 27, 40, 183, 203, 205

Muktasana 66, 173

Mula-Bandha 43f., 55ff., 81, 87, 189

N

Nabel 47, 56ff., 71, 73f., 91, 93, 187

Nabelmassage 74, 187

Nadi Sodhana 34, 145

Nadis 28

Navasana 34, 36

Niyama 14

O

Om 42f.

Östrogen 17, 19f., 62, 98, 108, 114, 125, 159, 169, 195f.

Osteoporose 23, 98f., 104, 107, 167, 179, 196

P

Paschimottanasana 121
Patanjali 13f., 203f.
Pattasana 68
Perimenopause 18
Perineum 44, 56, 58, 79
Phyto-Östrogene 125, 195f.
Postmenopause 18
Prämenopause 18
Prana 14, 28f., 31, 39, 43f., 46, 55f., 58f., 72, 108, 199
Pranayama 14, 28, 30, 36, 38
Prithivi-Mudra 41, 184
Progesteron 17, 19f., 98, 107, 159f., 167, 204, 206
Psyche 19, 26, 128, 141

R

Rajas 193
Reibelaut 38
Rezepte 106, 140, 167, 195
Rückenschmerzen 65, 89, 97, 101, 143

S

Samadhi 15
Sattva 193
Savasana 54, 70, 122, 155
Scheiden-Schleimhaut 198
Schilddrüse 19, 22f., 39, 46, 48, 58, 63, 99, 107, 121, 127, 168f., 176, 198f.
Schildkröte 120, 185
Schlafstörungen 20, 37, 114, 125, 143, 158ff., 168
Schließmuskel 78f.
Schmetterling 86, 118, 121, 165, 184, 191

Schulterbrücke 82, 84, 176
Serotonin 128
Sequenz zur Hormonbalance 75, 87, 96, 105, 113, 123, 133, 155, 166, 178
Shankh-Mudra 42f., 188
So-Ham 138
Spirale zur Empfängnisverhütung 32, 38, 45, 62
Spirituelles Tagebuch 160
Stimmungsschwankungen 8, 20, 126f., 169, 197
Stockhaltung 67, 94, 153
Stoffwechsel 19f., 22, 29, 99, 101, 112, 123, 152, 168ff., 174, 176, 179
Stress 11f., 17, 20, 24, 28, 37, 53, 99, 108f., 114, 116, 121, 128, 141ff., 154, 157f., 194, 199
Sushumna 47

T
Tadasana 64f., 71, 84, 91, 101, 130
Tamas 193
Thymusdrüse 48, 58, 146
Totenstellung 70, 122f., 155

U
Umkehrübungen 62f., 104, 141
Unruhe, nächtliche 8
Unterleibsorgane 31, 69, 105, 112, 121, 130, 154, 173, 176
Utkatasana 100
Uttanasana 102, 129f.

V
Verdauung 12, 29, 45, 69, 144, 170f., 173f., 176, 179, 194f., 197
Verdauungsfeuer 45, 69, 170f.
Verstimmung, depressive 138, 197

Vishnu-Mudra 34, 36, 40
Visualisierung 27, 49, 51, 54, 183
Visualisierung –Reise 49
Vorbeuge, gedreht 172, 187
Vrikshasana 147

W

Wechseljahre 7f., 10, 17, 19f., 22, 25, 37, 50, 76, 82, 107f., 125ff., 142, 167, 183, 197, 204
Weisheit 8, 28, 49, 115, 200
Wirbelsäule 44f., 47, 58, 63f., 66f., 69, 72ff., 76, 87, 90f., 93ff., 97, 104f., 111f., 123, 132, 145, 149, 151f., 154, 162, 165, 179f.
WISDOM Studie 21
Wurzel-Chakra 41, 75

Y

Yama 14
Yoga-Gruppen 26
Yoga-Maß beim Essen 194
Yoga-Sutra 13
Yoga-walking 128, 179, 182, 199

Z

Zange 121, 152, 184
Zentrierung 27, 55, 71, 74, 91, 187